PROGRAMA RAISE

PROGRAMA RAISE

GERENCIAMENTO DE CRISES, PREVENÇÃO E POSVENÇÃO DO SUICÍDIO EM ESCOLAS

Karina Okajima Fukumitsu

Phorte editora

São Paulo, 2019

Programa RAISE: gerenciamento de crises, prevenção e posvenção do suicídio em escolas

Rua Rui Barbosa, 408
Bela Vista – São Paulo – SP
CEP 01326-010
Tel.: (11) 3141-1033
Site: www.phorte.com.br
E-mail: phorte@phorte.com.br

CIP-BRASIL. CATALOGAÇÃO NA PUBLICAÇÃO
SINDICATO NACIONAL DOS EDITORES DE LIVROS, RJ

F972p

Fukumitsu, Karina Okajima
Programa RAISE : gerenciamento de crises, prevenção e posvenção do suicídio em escolas / Karina Okajima Fukumitsu. - 1. ed. - São Paulo : Phorte, 2019.
152 p. ; 21 cm.

Inclui bibliografia
ISBN 978-85-7655-743-2

1. Depressão mental. 2. Suicídio - Prevenção. I. Título.

19-58474 CDD: 616.85844
CDU: 616.89-008.441.44

Vanessa Mafra Xavier Salgado - Bibliotecária - CRB-7/6644
ph2464.1

Este livro foi avaliado e aprovado pelo Conselho Editorial da Phorte Editora.

Impresso no Brasil
Printed in Brazil

Prefácio

Prefaciar uma obra da querida Karina Okajima Fukumitsu é apresentar a própria Karina e sua maneira de ser. Ela, grande pesquisadora da atualidade, professora renomada, palestrante por todo o Brasil, entrevistada por vários meios de comunicação, não perde a conexão com sua plena humanidade nem deixa de ter um contato legítimo com suas próprias dores, seus limites e suas renúncias.

Sua capacidade de superação, resiliência e entusiasmo pela vida dá fundamento ao grande legado que nos oferece com suas pesquisas, seus livros e seus cursos. De forma generosa, Karina compartilha suas descobertas e faz uma tapeçaria com os fios da sensibilidade que permeia todas as suas ações.

A autora traz reflexões consistentes e aponta ações possíveis para romper o silêncio e dar voz às dores tão presentes no mundo contemporâneo, em que, muitas vezes, não temos tempo para ouvir nossas dores e angústias. O tempo virou sinônimo de muitos afazeres e ganhos. A escuta dos sentimentos e das sensações ficou em segundo plano. Nas relações familiares e nas relações de intimidade, há pouco espaço para a escuta, para o olhar e para o tocar. Na maioria das vezes, os eventos familiares e as grandes viagens são preenchidos com muitas atividades preestabelecidas, e o tempo que sobra é geralmente preenchido pelo uso do celular.

Com isso, quando voltamos nossos olhos para nosso interior, vemo-nos perdidos em profundo desamparo; em nosso âmago estamos repletos de sentimentos de medo e de aflições. É muito comum que pessoas que nos rodeiam, que estejam enxergando com clareza o que está do lado de fora, não consigam ver a escuridão pela qual estamos passando em nosso íntimo e não compreendam os motivos concretos de nosso vazio e de nossa dor.

Em geral, quando tentamos compreender o que se passa com o outro, procuramos motivos concretos e palpáveis para o sofrimento, mas dores e assombros da alma não são concretos e, muitas vezes, não possuem contornos que possam formar uma figura nítida.

É comum ouvirmos indagações como: "Você tem tudo. Por que tanta tristeza?"; "Veja quantos te amam. Por que tanto desalento?"; "Você é saudável, jovem e bonito. O que lhe falta?". São perguntas sem respostas para aquele que sofre calado e em cuja trajetória a escuridão se faz tão presente.

Karina tem, entre tantas outras, uma frase maravilhosa: "Quem está longe julga e quem está perto compreende".

Estar perto...
Perto do distante,
Perto do silêncio,
Perto do vazio,
Perto do desalento,
Perto do medo,
Perto do indefinível,
Apenas perto.
Acolher o que ainda não germinou,
Acolher o que ainda não pode florescer.

A terra acolhe a semente e aguarda o processo da germinação. A semente só germina na escuridão da terra. É preciso acolher o perto que está ali. Sem julgar. Sem precisar de explicações. Apenas ficar junto desse vazio, desse medo, dessa aflição. Estar junto e ser útero por alguns momentos traz a possibilidade de uma nova fecundação, gestação, nascimento e transcendência.

Minha alma conhece muito Karina. Acompanho seus caminhos e sua missão de ajudar a tantos, inclusive a mim. Desejo que nada mais lhe traga ferimentos. Espero que tudo possa fluir, sem tantos obstáculos. Sei que lhe aconteceram várias adversidades que machucaram seu coração e rogo ao Mestre, nesses novos tempos, para que leve para "minha estrela verde" apenas serenidade e amor. Que a vida seja sempre gentil e generosa com ela.

Além de conhecer Karina, também observo algo muito curioso em suas obras. Elas são utilizadas no meio acadêmico e também são lidas como um alento por quem perdeu um ente querido para o suicídio e por quem perdeu o sentido de viver. Portanto, a mesma obra serve tanto para instrumentalizar um profissional como para acalentar alguém em profundo sofrimento. Essa é a diferença entre aquele que passa um conhecimento e aquele que traz a sabedoria.

Ao ler esta obra, o leitor poderá sentir, já nas primeiras páginas, como se estivesse num diálogo com a autora. A escrita, que parte de um respeito ao sofrimento, ressoa em nossa humanidade. Mais do que apresentar uma pesquisa, em *Programa RAISE: gerenciamento de crises, prevenção e posvenção do suicídio em escolas*, Karina apresenta um verdadeiro tratado sobre as atitudes pertinentes ao estado de plena presença, escuta, diálogo e acolhimento ao outro – pontes para compreender o sofrimento, romper silêncios e resgatar sentidos.

Como metáfora, trago uma imagem: uma grande tocha com o fogo sagrado, da qual muitos se aproximam para acender suas lamparinas. Essas pessoas têm como missão auxiliar peregrinos em sua trilha pessoal. A pequena chama de uma lamparina consegue iluminar uma estrada? Creio que não, mas ilumina os passos.

Que a chama da lamparina, em noites sem luar, possa iluminar o exato passo desse momento presente, dando sequência aos passos seguintes. Entre passos curtos, mais seguros, a pequena chama ajuda na travessia da noite sombria. Como tudo é cíclico e tem movimento, o céu mostra sinais do amanhecer, quando tudo fica claro, visível aos olhos e ao coração. A lamparina fica guardada para as próximas noites sem luar.

Nesta obra, Karina nos mostra que a presença atenta traz a possibilidade de quem sofre fazer sua travessia para um novo amanhã e se descobrir um novo Ser... Podemos sempre: *Amanhecer*.

Caro leitor, que em cada página lida, você encontre o acolhimento e os instrumentos de que necessita. *Karina nos presenteia com a chama da vida.*

Um afetuoso abraço.

Fátima Aparecida Gomes Martucelli
Psicóloga clínica; mestre em Psicologia Clínica pela Pontifícia Universidade Católica de São Paulo (PUC-SP); professora e coordenadora do setor Cursos Diversos – Departamento de Gestalt-terapia do Instituto Sedes Sapientiae

Sumário

Introdução

A prevenção do suicídio, foco inicial de meus estudos, teve sua origem na minha infância. Minha irmã e eu socorríamos nossa mãe em todas as suas tentativas de suicídio, e cada vez que chegávamos aos prontos-socorros, precisávamos enfrentar constantemente os vários comentários indesejáveis que vinham dos profissionais de saúde que nos (des)atendiam, como: "*De novo, dona Yooko?! A senhora não tem mais o que fazer além de ocupar nosso tempo com essa historinha de tentar se matar?*"; "*Da próxima vez, a senhora tenta uma maneira mais eficiente para conseguir morrer.*"; "*A senhora não tem dó das suas filhas que sempre a trazem aqui no hospital?*"; "*A senhora não tem dó de nós, que temos de cuidar de doentes que querem viver e precisamos perder tempo com gente que insiste em se matar?*". Essas foram algumas das muitas barbáries que ouvimos e que resultaram em uma ferida que dava a sensação de estar "em carne viva" em minha memória e em meu coração.

A impotência para me defender e proteger minha família das ofensas e dos insultos se tornou presença permanente durante minha infância e adolescência. Felizmente, as feridas advindas do desrespeito alheio e da turbulência caótica de ter uma pessoa amada que preferia a morte à vida cicatrizaram e se tornaram as principais motivações viscerais para combater a falta de acolhimento ao sofrimento humano.

Formei-me psicóloga em 1993, com o intuito de ser professora universitária e psicoterapeuta, pois vislumbrava que, somente assim, poderia fazer algo por mim e pelas pessoas. Dessa forma, transformei minha dor em amor pela vocação profissional. A tormenta vivida durante as tentativas de suicídio de minha mãe lapidou minha maneira de compreender as pessoas em sofrimento.

Em 2005, iniciei a comunicação sobre o suicídio por meio do livro *Suicídio e psicoterapia: uma visão gestáltica*,[1] a fim de incentivar o universo acadêmico a discutir o tema e sua prevenção. Escrevi a obra porque me preocupei em oferecer subsídios para quando pessoas tentavam o suicídio. Também incentivei que a capacitação de profissionais, sobretudo acerca da crise suicida, e que a discussão a respeito da carência do acolhimento existencial fossem oferecidas em faculdades para formação de profissionais da saúde. Respaldei-me no fato de o profissional da saúde receber ensinamentos para lidar com os assuntos da vida, mas não ser orientado para enfrentar aspectos da morte e do morrer. Mais uma vez, porém, enfrentei o preconceito, que tomou forma pelo discurso de colegas da docência, que realizaram as seguintes perguntas: "*Não teria outro tema mais feliz para você pesquisar?*"; "*Você está preparada para receber reprovação de outros colegas de profissão? Com este tema, você corre o risco de ser excluída da Psicologia, por mexer com um tabu*". Mas a pior afirmação, que me deixou insegura, foi a de que eu "*seria considerada louca por querer tocar em um assunto do qual ninguém aceitava falar*".

[1] Republicado em 2012 sob o título *Suicídio e Gestalt-terapia*. São Paulo: Digital Publish & Print, 2012.

Por se tratar de insegurança infantil, titubeei novamente em minha jornada. "Loucura" era, obviamente, a possibilidade que mais me amedrontava, por induzir a ideia de que o suicídio estava relacionado apenas com transtorno mental, pensamento este que foi ressignificado graças à minha práxis em Suicidologia. Atualmente, penso no suicídio como sofrimento existencial, como Edwin Shneidman, que publicou o livro *Suicide as psychache: a clinical approach to self-destructive behavior* (Shneidman, 1993). Os ensinamentos desse autor são a base principal de minha compreensão tanto sobre a prevenção do suicídio quanto sobre a posvenção, proposta desta obra.

Em 2006, ano seguinte ao do lançamento do meu livro, foram anunciadas as Diretrizes Nacionais para Prevenção do Suicídio, fato que ativou minhas esperanças. No entanto, desde aquele ano, essas diretrizes brasileiras não foram regulamentadas, bem como não se apresentou um plano nacional para prevenção da consolidação do suicídio. Comecei a ter a sensação de que o escopo era maior do que eu poderia atingir e, por me sentir impotente, desgastada e desanimada pela ausência de incentivo de políticas públicas, direcionei meu foco de estudos de *"pessoas que tentam se matar"* para *"pessoas que foram impactadas pelo suicídio de um ente querido e, portanto, pessoas em processo de luto por suicídio"*.

Cansada, sem meu habitual "respiro de esperança" e trabalhando desde 1994 com pessoas com comportamento suicida, tomei a decisão de dar um rumo diferente em meu caminho profissional: aprofundar meus estudos sobre o processo de luto por suicídio, pois imaginei que, talvez, pudesse recarregar minhas energias se cuidasse das pessoas que ficaram depois do suicídio de algum ente amado. Dessa forma, participei do processo seletivo para ingressar no doutorado, e, em 2009, fui aceita pelo Programa de Pós-Graduação em Psicologia Escolar e do Desenvolvimento Humano, com o projeto *O processo de luto do filho da pessoa que cometeu suicídio*, tendo sido orientada pela professora doutora Maria Julia Kovács. Iniciei o estudo sobre o processo de luto e sobre a posvenção, continuando em 2013, quando entrei para o pós-doutorado em Psicologia do Programa de Pós-Graduação em Psicologia Escolar e do Desenvolvimento Humano (2013-2017), com o propósito de ampliar o escopo da compreensão sobre o acolhimento ao sofrimento decorrente tanto do fato de a pessoa querer se matar quanto do processo de luto pelo suicídio de alguém.

Esta obra inclui, portanto, minha experiência de acolhimento ao sofrimento existencial como psicoterapeuta; professora universitária; ministrante de palestras e de cursos sobre prevenção e posvenção do suicídio, em escolas e em instituições; pesquisadora dos processos autodestrutivos e luto por suicídio por meio do doutorado (2009-2013) e do pós-doutorado (2013-2017). Nesse sentido, devo agradecer aos 32 sobreviventes enlutados por suicídios e aos conhecidos e amigos que se vinculam aos grupos de apoio para sobreviventes, pois pude embasar o constructo teórico e prático das principais dificuldades e necessidades dos impactados pela morte autoinfligida. Todos os nomes aqui incluídos são fictícios, para preservar a identidade dos colaboradores da pesquisa.

Após realizar a última entrevista da pesquisa para o pós-doutorado, no dia 20 de setembro de 2014, tive o primeiro sintoma de fraqueza na perna direita, por causa de uma doença autoimune que se revelou como meu "*tsunami* existencial": uma inflamação cerebral chamada *acute disseminated encephalomyelitis* (ADEM). A sensação de controle por estar conduzindo minha vida "perfeitamente" se desmoronou "em um piscar de olhos".

"Ressurgi das cinzas", recuperei-me, finalizei o pós-doutorado e resgatei minha vida. Apenas após cinco anos é que sinto que retomei a direção da minha existência, acompanhada pela trajetória acadêmica que permitiu que tudo o que escrevo seja visceral, pois coloquei e coloco em prática o que é encontrado em minhas obras. Por esse motivo, não poderia deixar de publicar um trabalho que levou anos para ser finalizado, sendo interrompido por um adoecimento no meio do caminho que me lançou para a mais completa impotência e vulnerabilidade. Penso que, se recebi a dádiva e o bônus de tempo para ressignificar meu sofrimento, deveria escrever um livro para auxiliar pessoas que ainda se encontram em percurso de escuridão e que desacreditam que é possível migrar da mais absoluta impotência para o resgate da potência, desde que ressignifiquemos nossas percepções e mobilizemos energia para comportamentos mais saudáveis. Foi assim que o Programa RAISE teve sua origem.

RAISE quer dizer *R*essignificações e *A*colhimento *I*ntegrativo do *S*ofrimento *E*xistencial. Trata-se de um plano de ações destinadas aos cuidados e às intervenções em escolas, famílias e instituições, com o intuito de apresentar o acolhimento necessário para o sofrimento provocado pelos processos autodestrutivos que precipitam no suicídio. O programa tem o objetivo de desenvolver quatro principais ações para que as pessoas em sofrimento intenso possam enfrentar crises, processos de luto por suicídios e situações de conflitos e adversidades: *acolher*, *cuidar, habilitar* e *equilibrar*. Portanto, neste livro, tanto a prevenção do suicídio quanto a posvenção são contempladas. Dessa forma, meu sonho de ter um programa de cuidados e intervenções que visam oferecer acolhimento se tornou uma realidade a ser efetivada nas instituições de ensino brasileiras.

No ano de 2018, em virtude de dois suicídios de alunos, o Colégio Bandeirantes, em SãoPaulo, preocupado com o bem-estar de toda a comunidade escolar, contratou meus serviços para o desenvolvimento do processo de posvenção, por meio do Programa RAISE, que se tornou pioneiro em escola brasileira na tratativa do acolhimento ao luto por suicídio. Faço questão de externar meu mais profundo sentimento de gratidão, apreço e admiração por essa escola. Corajosamente, "bancaram" acusações, difamações e comentários a respeito da maneira como direcionam a aquisição de conhecimento, e mantiveram o foco em *preocupar-se com o acolhimento a todos que foram impactados naquele período caótico.* Apoiaram-se na sua tradição de 75 anos, que pôde ser base segura para o desenvolvimento do Programa RAISE. Fui testemunha ocular de iniciativas lindíssimas por parte de alunos, ex-alunos, professores e funcionários que defenderam o colégio e prestaram solidariedade à instituição em diversas situações.

O Colégio Bandeirantes recebeu orientação para que pudesse se posicionar e falar aberta e respeitosamente que as mortes aconteceram por suicídio. O trabalho incluiu, inicialmente, a preservação da imagem dos alunos e de suas famílias. Acolhemos as escolhas dos familiares e nos mantivemos solícitos a qualquer necessidade destes, dos amigos e dos demais envolvidos.

Não foi fácil para ninguém, mas foi possível resgatar o equilíbrio, última fase apontada pelo Programa RAISE, e, atualmente, o colégio continua a formar com excelência seus alunos, cuidando da aquisição do conhecimento e zelando pelos aspectos socioemocionais dos estudantes, mesmo a ferida não estando plenamente cicatrizada. Sinto que a dor pôde ser motivação primeira para unir e agregar pessoas. Dessa maneira, o estar junto foi o ponto mais assegurado. A dor une, e, a partir dessa experiência com o Bandeirantes, criei a frase: *O acolhimento é o que sedimenta o solo que foi fragmentado pela dor.*

Depois desse trabalho, efetivei o Programa RAISE em diversas escolas, instituições de ensino, equipamentos de saúde, hospitais e empresas do Brasil, que me contrataram para ofertar acolhimento ao luto por suicídios e para realizar trabalho preventivo dos processos autodestrutivos.

Escolhi Fátima Martucelli para que fizesse o prefácio deste livro. Minha inspiração na linguagem do amor. Como considero que o amor pode curar as dores da alma, minha estrela verde-mor, querida amiga, amada escudeira pôde me oferecer norte em situações de perturbação que enfrentei ao longo desse período, transmitindo luz, apoio e proteção nos momentos mais escuros que vivi durante a escrita desta obra. Por esse motivo, é, certamente, a pessoa perfeita para falar sobre mim e sobre minha obra.

Em relação à arte de capa deste livro, por meio dela, a *designer* Cybele Sakai aprimorou a expressão "extrair flor de pedras", criada por mim em 2012 e apresentada no ano seguinte, no evento *Extraindo flor de pedras: resgatando os fragmentos*, do Instituto Sedes Sapientiae, para expressar que podemos continuar nossas vidas apesar do sofrimento, ou, nas palavras que utilizei no evento, "extrair beleza da vida, apesar do solo árido". A arte criada por Cybele, intitulada por mim de *Da flor de lótus flor floresce esperança*, representa a ideia de que é possível extrair esperança a partir do momento em que superamos as adversidades.

A *flor de lótus* é uma planta que nasce e vive em lagoas doces ou em rios rasos. É símbolo de superação, pois, apesar de fechar-se durante a noite e voltar às profundidades lamacentas, todas as manhãs desperta parecendo renovada e pura. Ela acorda limpa, sem a lama que a embalou durante a noite, e se movimentando com o balançar do vento e das ondas.

O *tsuru* (origami do pássaro da esperança) alude à crença japonesa de que quem dobrar mil *tsurus* terá seu desejo realizado. Sadako Sasaki, uma menina de 12 anos, é a protagonista dessa história quando foi acometida pela leucemia, escrevendo nas asas de cada *tsuru* "*Escreverei paz em suas asas e vocês voarão pelo mundo inteiro*". Mas, em 1955, ela morreu e, após sua morte, foi criado, em 1958, no epicentro onde a bomba de Hiroshima explodiu, o Monumento das Crianças à Paz. Em múltiplas cores, a esperança se faz presente para que cada vez mais possamos acolher o sofrimento existencial. Esta é a proposta deste livro: ampliar a conscientização da sociedade brasileira para que cuidemos da prevenção e da posvenção do suicídio.

A história deve continuar como o patrimônio mais rico de nossas vidas. Dessa forma, espero que o leitor se sinta acolhido, disposto a colocar em prática as sugestões do Programa RAISE e, acima de tudo, fortalecido e incentivado a lutar comigo pela valorização da vida. *A vida deve imperar.*

Que minha ferida calada aos 10 anos e que se tornou grito possa evidenciar o pedido de ajuda a uma parte da população brasileira que padece por esse problema de saúde pública. Com carinho para aquele que me ler, enxergar e me compreender em minhas palavras...

A falta de acolhimento ao sofrimento existencial e compreensões sobre os suicídios

1

Na peça *A Alma Imoral*, adaptação do livro homônimo do rabino Nilton Bonder, a atriz Clarice Niskier diz: "*Haverá pior solidão do que a ausência de si?*" (Niskier, 2014). Um questionamento pungente e que se revela com máxima congruência com minha compreensão acerca dos suicídios. Como assinalei em estudo anterior, ao criar a denominação "desalojamento do ser":

> Seja por ausência de aprendizagem ou por negação da realidade, o ser humano busca na vida mundana, promíscua e *sem sentido o preenchimento da ausência de si e do desalojamento de seu ser*. Vive o tédio existencial, justamente pela necessidade suprema que não é saciada com o que ele tem. Esforça-se freneticamente para atingir metas extenuantes de beleza, produtividade e perfeição. Com isso,

> deixa-se invadir por más energias, acredita que é um fracassado e seu pensamento enrijece, antecipando que a experiência não passará e que suas forças sucumbirão antes do desfecho da situação complicada. Perde a esperança para continuar. (Fukumitsu, 2018b, p. 106, grifo nosso)

Vivendo a solidão, a pessoa experiencia a "ausência de si" e sofre pela constatação da falta de sentido de sua existência. Em virtude da inospitalidade dos sentimentos, da baixa autoestima e de conflitos inter-relacionais que se transformam em comportamentos autodestrutivos, a pessoa entra em um processo que denomino de processo de *morrência*.

Aprendi com minha genitora que algumas pessoas que tentam o suicídio não querem de fato morrer, e sim matar seu sofrimento existencial, e, por estarem em processo de morrência, "morrem lentamente" e se acostumam com a maneira disfuncional como vivem (Fukumitsu, 2016, p. 161).

> Processo de morrência é o processo do sentimento do "definhar existencial" que acontece ***gradualmente***. A palavra gradualmente foi realçada em itálico e em negrito, porque meu intuito é o de elucidar que o processo de morrência exibe uma complexidade de comportamentos autodestrutivos que, de maneira gradativa, provocam o esvaziamento de quem somos. (Fukumitsu, 2016, p. 166)

O processo de "morrência" se instala e, assim, o flerte com a morte tem seu início, sendo o suicídio o ápice desse processo. Durante a trajetória de ceticismo sobre a possibilidade de resolver seus problemas, a pessoa se acostuma com a "paralisia" provocada pelo sofrimento, e a confusão dos sentimentos intensifica mais ainda o sofrimento. Sendo assim, o "desalojamento do ser" acontece quando alguém se encontra nesse processo no qual a dúvida provoca insegurança, e, muitas vezes, por receio de lidar com o desconhecido, a pessoa se mantém na zona de conforto. Dessa forma, sai do próprio referencial e se torna um "ser desalojado de si mesmo".

> O ser desalojado de si mesmo, em processo de morrência, já se sente morto em vida, desamparado, triste e cético dele mesmo. Não encontra mais sentido na vida e não acredita na perspectiva que outrora vislumbrou para si: uma vida potente, repleta de felicidade e de prazer que pudesse completá-lo suficientemente para continuar, apesar dos obstáculos. (Fukumitsu, 2018b, p. 105)

Infelizmente, enfrentamos um momento em que pais e educadores, em geral, têm a sensação de que perderam "o fio da meada" e de que tudo "está de pernas para o ar". Constato que o assunto está cada vez mais presente na vida, seja pela experiência direta, seja pelo significativo aumento de casos de homicídios, suicídios, de atos de violência e de autoagressão, sobretudo em jovens brasileiros.

> O suicídio emudece e, simultaneamente, provoca a fala. Exige o trabalho com o possível sentimento de traição da vida – pela morte – e a necessidade veemente de "colocar ordem" e de lidar constantemente com a culpa e acusações. (Fukumitsu, 2013, p. 79)

Todas as vezes que leio uma notícia de que uma pessoa se matou, meu coração "aperta" e minha impotência grita para que as forças divinas e terrestres possam acolher cada vez mais o sofrimento humano. Fico chocada com o crescente número de suicídios e pelo fato de identificar que cada vez mais jovens apresentam processos autodestrutivos evidenciados pela automutilação e pelo comportamento suicida. Crianças e jovens encerram de maneira abrupta suas existências e apresentam dificuldades para se comunicar, suportar adversidades e para continuar suas vidas. No momento de intenso avanço tecnológico, enfrentamos uma crise de separação de tudo o que nos era conhecido. Lincoln José Cueto de Almeida, psiquiatra, em entrevista, faz importantes reflexões sobre o quanto a "sobrecarga de estímulos e sede de sucesso minam a condição humana":

> A avidez pela prosperidade, assim como a obsessão pelo desempenho é tão grande que se fracassar, sobrevém uma significativa sensação de culpa. É um indivíduo que dorme mal, toma estimulantes, vive estressado, irritado e vazio, tendo a solidão e a exaustão como características marcantes. Sofre de um total enlouquecimento do sistema imunológico que não consegue mais reconhecer o que é uma ameaça externa daquilo que faz parte dele mesmo, passando confusamente a atacar o próprio sujeito, física ou mentalmente. Nunca se teve como agora no século XXI tantas enfermidades autoimunes, crônicas e transtornos mentais em escalada crescente. [...]. A tecnologia traz avanços

> fantásticos na qualidade e expectativa de vida, na cognição pragmática, sem dúvidas, mas produz um ônus terrível e, talvez, fatal à nossa espécie: o excesso de estímulos, o vazio, o nada, o previsível, o distanciamento e até a aniquilação do humano. Forja almas consumidas em repetições fugazes, explodidas, suicidas, imediatistas, solitárias, drogadas... *É um preço alto que pagamos, alto demais, eu penso*. (Sousa, 2019, grifo nosso)

Realmente é um preço extremamente alto.

Edwin Shneidman, pai da suicidologia moderna, define o suicídio como *psychache* (Shneidman, 1993), que traduzi por *sofrimento existencial*. O sofrimento daquele que se mata é intolerável, interminável e inescapável, os 3 I's apresentados por Chiles e Strosahl (2004), que auxiliam na compreensão dos suicídios. O *caos externo* é reflexo do *excesso de caos* que a pessoa enfrenta quando em sofrimento.

> O suicídio, portanto, pode ser visto como uma morte escancarada e íntima, pois se a morte escancarada é uma morte violenta que acontece nas ruas, no cotidiano, o suicídio é uma morte violenta nas vielas íntimas e, por esse motivo, instala a experiência de caos e uma intensa situação inacabada por configurar a urgência e emergência naquele que a vivencia. (Fukumitsu, 2013, p. 50)

Por não se sentir compreendido, o indivíduo entra em isolamento e, mesmo que outras pessoas ofereçam auxílio, a pessoa começa a pensar no suicídio como possibilidade de eliminar a tormenta. Nessa direção, vale a pena mencionar a concepção de *tunnel vision*, termo proposto por Shneidman (1993, p. 151), que considera a morte como a única saída para aquele em intenso sofrimento. A dificuldade para acolher o que se sente, o silenciamento do caos e a negação do que acontece geram maior sofrimento naquele que vivencia a experiência difícil.

Existem vários questionamentos e dilemas éticos com os quais comumente esbarro, por exemplo: Quando alguém compartilha que deseja se matar, conto ou não para família? Sendo educadora, como posso, ao mesmo tempo, acolher o sofrimento e manter sigilo sobre o conteúdo da morte? Seriam os comportamentos autodestrutivos atos de comunicação que foram interditos? Seria o suicídio um grito de socorro? Por que não se devem fazer pactos de segredos com a pessoa que deseja se matar? Como agir? O que falar? O que fazer quando alguém fala que quer se matar? Há um perfil característico de uma pessoa que se mata? Quando um suicídio acontece, há chances de acontecer outro por contágio? Seria possível transformar o ceticismo de que esse problema de saúde pública seja discutido nas instâncias políticas? Todas essas são questões que se configuram como um emaranhado de dúvidas acerca da temática do suicídio, sobre as quais pretendo tecer algumas considerações nesta obra.

O suicídio é morte imprevisível, que não necessariamente leva a outro suicídio. Embora seja preventivo, não há um perfil que caracterize as pessoas que se matarão. Deve-se, portanto, diferenciar *prevenção* de *previsão* e de *evitação*.

Uma vez ressaltada a necessidade de atenção especial tanto para os que pensam na morte como possibilidade quanto para os enlutados por suicídio, destaco as duas fases importantes no estudo da crise suicida:

> A prevenção visa à redução dos suicídios, a posvenção preocupa-se com o cuidado com os sobreviventes, no que diz respeito ao pós-suicídio de um ente querido. (Fukumitsu, 2013, p. 58-59)

Recorri ao que havia escrito sobre prevenção e enfatizo aquilo em que continuo a acreditar: "[...] prevenção não significa previsão [...], além disso, a posvenção se evidencia como uma alternativa importante a ser considerada em tais programas" (Fukumitsu, 2013, p. 58).

Segundo o *Dicionário Priberam da Língua Portuguesa*, o significado da palavra "prevenção" é "Ato ou efeito de prevenir" (Prevenção, 2008-2013). Confesso que a aproximação dos termos "ação" e "efeito" apresentados na mesma definição de "prevenção" gerou em mim certo incômodo, sobretudo por considerar que "efeito" não quer dizer "feito", e, assim, surgiu a motivação para aprofundar esse assunto.

O *Dicionário Priberam da Língua Portuguesa* define a palavra "ação" como "Ato, feito, obra" (Ação, 2008-2013). Por sua vez, "efeito" é definido como "consequência, resultado" (Efeito, 2008-2013). Penso se tratar de termos distintos e, respeitando meu incômodo, dei-me conta de que é exatamente a confusão entre ação e efeito que ilustra algumas das dificuldades que enfrento no desenvolvimento de ações para prevenção ao suicídio. Agir não deve ter o mesmo significado de efeito, até porque, quando agimos, não temos sequer o controle do efeito de nossas ações. Agimos em prol de uma necessidade que elegemos como figura no aqui-agora, e exatamente por esse motivo é que acredito que a prevenção deva ser prática diária.

Um dos objetivos da prevenção do suicídio deve ser o de se evitar a exposição dos sobreviventes que se encontram em intenso sofrimento pela vulnerabilidade escancarada, como foi o caso de Julia, sobrevivente do suicídio de seu pai, que soube da morte dele quando estava grávida, sofrendo por saber que seu pai tinha dado um tiro na amante e se matado em seguida, e, nas palavras dela, "*é que junto com ele ser um suicida, ele foi um assassino, em algum nível*":

> *O que fica não é bonito. Você está estragando uma coisa que não conserta. Um tecido que rasga e não [tem conserto]. Eu acho que, para mim, o que o meu pai fez com a minha vida, e a vida dos meus irmãos, e a vida da minha mãe, foi rasgar um tecido mesmo. Você não cola isso, você costura, remenda, põe de novo junto, sei lá, mas perpetuamente está esgarçado [...]. Hoje em dia eu nem sei se existe mais, mas antigamente tinha aquelas costureiras que faziam cerzido, aquela costura que supostamente fica invisível, e perto da minha casa tinha uma senhorinha que cerzia roupa, sei lá, nem sei se hoje em dia se faz isso ainda, mas eu penso que a costura é essa. Você vai fazer um cerzido, você faz uma costura supostamente invisível, mas não é invisível. Ela está lá. [Julia, sobrevivente do suicídio do pai]*

As dúvidas sobre o que de fato acontecia com quem se matou, o julgamento tão frequente e o sempre presente questionamento acerca do "por que a pessoa se matou" correspondem às principais questões apresentadas pelos enlutados. Fato é que não sabemos absolutamente nada da vida das pessoas e tentamos buscar uma causa. Não saber sobre as motivações que causaram a morte do outro parece tornar o processo de luto dolorido e dilacerante.

Beatriz, que teve a experiência dos suicídios de seu chefe e de seu melhor amigo, verbaliza que não sabe explicar o que sentiu quando foi impactada pelos dois suicídios: "*Eu não tenho resposta. É muito estranho*".

Segundo a perspectiva da Gestalt-terapia, mais especificamente conforme destacado em meus estudos anteriores (Fukumitsu, 2012b, 2013, 2016), o suicídio significa a confirmação concreta da descontinuidade do sentido de vida. Se o suicídio envolve falta de sentido e solidão, o *acolhimento ao sofrimento* deverá ser nosso foco. Nessa direção, compreender o suicídio é acolher a dor existencial decorrente de várias fragmentações. O suicídio significa o transbordar do sofrimento psíquico que não é acolhido. Dessa forma, entendo ser primordial que a pessoa acolha seus sentimentos e pensamentos, pois "Penso que se não há explosão, haverá implosão, e o suicídio é uma explosão implosiva, pois o algoz é a mesma pessoa que a vítima" (Fukumitsu, 2016, p. 213).

Graças aos estudos em suicidologia, com destaque para a perspectiva oferecida por Shneidman (1993), aprendi que, ao desejar se matar, a pessoa está em intenso sofrimento psíquico, ou, nas palavras do autor, "*suicide as psychache*". Assim, meu foco primeiro é identificar onde a dor está localizada na existência da pessoa e trabalhar para que esta se fortaleça para enfrentar a dor, sem que se destrua. É importante frisar que o suicídio não é loucura, nem ato de coragem, nem covardia, nem ato para chamar atenção. Não podemos adjetivar um sofrimento. Sofrimento é sofrimento; o que varia é o seu grau e o que fazemos com ele.

Alvarez (1999, p. 54) questiona sobre os suicídios: "Por que essas coisas acontecem? Existiria alguma forma de explicar um tal desperdício, já que justificá-lo é praticamente impossível?". Respondo à questão de Alvarez adotando uma compreensão pluralista e multifatorial para o suicídio. Concordo com as palavras de Jamison (2010, p. 69), ao apontar que

> [...] cada meio de suicídio é peculiar: intensamente privado, impenetrável e terrível. O suicídio terá parecido ao seu penetrador a última e a melhor das piores possibilidades, e qualquer tentativa por parte dos vivos para mapear este terreno final de uma vida pode ser apenas um esboço, loucamente incompleto.

Não podemos explicar o suicídio por um viés apenas, pois há que ressaltar que é reducionismo dizer que existe uma causa única para o suicídio, já que se trata de uma morte multifatorial. Dessa forma, existem fatores biológicos, econômicos, emocionais, psicológicos e espirituais que levam a essa morte. Falamos, portanto, *dos suicídios*, no plural, porque somos uma totalidade cujas histórias foram tecidas por vários acontecimentos e ajustamentos criativos, sobretudo porque cada um responde ao sofrimento à sua maneira, revelando sua forma singular de enfrentamento dos problemas e das adversidades. Endosso a ideia de que existem diferentes tipos de suicídio por se revelarem atos de diferentes pessoas. Assim como a singularidade de cada ato suicida deve ser considerada, existem, entre outros tipos de suicídio, aqueles que são impulsivos e aqueles que são planejados, conforme pontuado em Fukumitsu e Kovács (2015, p. 42):

> Preferimos a utilização do termo "suicídios" no título deste artigo por remeter às inúmeras histórias de pessoas que se mataram e de pessoas impactadas pela morte daqueles que escolheram finalizar suas vidas tendo como causa as mais diversas motivações.

O comportamento suicida envolve pensamento, ideação, planejamento e o ato em si. Segundo a Organização Mundial da Saúde, as principais características do comportamento suicida são: ambivalência, impulsividade e rigidez de pensamento (OMS, 2000).

Penso no comportamento suicida como ato de comunicação que tem sua origem, entre tantas outras possibilidades, na desarmonia relacional, e que pode se revelar como uma tentativa frustrada de comunicar a insatisfação que o outro provocou. Cassorla (2017, p. 19) afirma que

> [...] o suicida não necessariamente quer se matar, mas matar uma parte de si mesmo. Isso, porém, é impossível, e ele, como por engano, acaba se matando e morrendo por inteiro [...].

O objeto de estudo desta obra é, portanto, a desarmonia relacional entre a relação consigo, com o outro e com as coisas circundantes.

Muitos conflitos e desarmonias relacionais têm relação direta com situações inacabadas, e, conforme assinalam Perls, Hefferline e Goodman (1997, p. 34): "[...] confusão, tédio, compulsões, fixações, ansiedade, amnésias, estagnação e acanhamento são indicadores de uma formação figura/fundo perturbada", o que significa que, em razão da impossibilidade de direcionarmos a energia agressiva para quem nos agrediu ou feriu, direcionamos para nós aquilo que gostaríamos de direcionar para outro. É, portanto, uma retroflexão.

> Quando uma pessoa retroflexiona um comportamento, trata de si mesma como originalmente quis tratar a outras pessoas ou objetos. Para de dirigir suas energias para fora, na tentativa de manipular e provocar mudanças no meio, que satisfaçam suas necessidades; ao invés disso, redirige sua atividade para dentro e se coloca no lugar do meio como alvo de comportamento. À medida em que faz isso, cinde sua personalidade em agente da ação. Torna-se, literalmente, seu pior inimigo. (Perls, F., 1988, p. 54)

Nessa direção, o trabalho com o comportamento suicida deve envolver compreensão da maneira como a pessoa lida com o próprio sofrimento. Se negar o próprio sofrimento, a pessoa não acolherá a si mesma e, provavelmente, preferirá o isolamento. Com isso, a escuridão começará a invadir sua maneira de ser.

> O objetivo inicial de qualquer intervenção de emergência deve ser a proteção do adolescente contra o risco de ferir a si mesmo. Para esta finalidade, o terapeuta deve agilmente avaliar as condições físicas e psíquicas do adolescente e da sua família, estimar o risco de suicídio, levantar uma hipótese diagnóstica inicial sobre sua psicopatologia e a conjuntura dinâmica em que esteja inserido. Verificar também seus pontos fortes e saudáveis, suas fontes de apoio ou extrafamiliares e procurar estabelecer uma interação terapêutica com o mesmo, enquanto decide sobre a necessidade de outros encaminhamentos ou hospitalização. (Resmini, 2004, p. 109)

Algumas pessoas em intenso sofrimento preferiram o silenciamento a se sentirem desgastadas ao falar com pessoas com as quais não se sentem ouvidas, respeitadas, tampouco acolhidas. Krüger e Werlang (2010, p. 64) afirmam que

> A ausência de reciprocidade nos diálogos e o isolamento social emergem como coadjuvantes no empobrecimento das possibilidades para reconhecimento do outro.

Embora algumas pessoas encontrem formas para "driblar" o sofrimento, ainda é escancarada a falta de acolhimento aos sentimentos, principalmente os inóspitos. A atitude de fugir e de esconder seus sentimentos – entre outros, tristeza, raiva, culpa, vergonha –, especialmente quando enfrenta adversidades, provoca na pessoa a falsa sensação de que o silêncio é preferível a falar sobre os incômodos.

> Entendo que fugir do sofrimento provoca maior perturbação, pois muitas vezes não podemos evitar o inevitável. Nada é por acaso. Tudo que nos aconteceu carrega um motivo e, mesmo que não entendamos qual seja, precisamos ser tolerantes. (Fukumitsu, 2017, p. 87)

A fantasia que parece existir é a de que falar sobre o que se sente e o que se pensa seja inadequado. Ledo engano, pois não conversar sobre o que provoca sofrimento representa a ausência de oportunidades para ressignificações, de formas para aliviar o sofrimento.

O isolamento parece intensificar a insegurança, a sensação de solidão e de sentimentos de desamparo e desesperança. Dessa forma, a violência que foi escancarada pela falta de acolhimento aos sentimentos inóspitos é intensificada por se transformar em violência que é silenciada. Quando as pessoas interditam a comunicação, principalmente sobre sentimentos como tristeza, raiva, medo, ciúmes e inveja, a tendência de culpabilizar o outro pelo sofrimento pode aumentar, sobretudo porque é muito difícil oferecer aquilo que não se recebeu ou que não se tem. O que realmente a pessoa deseja matar? Do que a pessoa precisa se proteger?

Sabendo que toda definição que se tem a respeito do suicídio direciona a atitude em relação ao comportamento suicida e ao processo de luto por suicídio, penso que as intervenções são possíveis quando há a ressignificação da maneira como se percebe um fenômeno. Se a maneira como se maneja o comportamento suicida tem a ver com a percepção sobre o suicídio, entender o suicídio como um ato de covardia é, por conseguinte, tratar a pessoa que se mata como covarde. Cada percepção gera uma ação.

Com um trabalho interdisciplinar, unindo os esforços de psicoterapia, psiquiatria, acupuntura, meditação, terapias alternativas e outras possibilidades, o objetivo será auxiliar a pessoa a descobrir potencialidades e uma forma mais salutar de lidar com as adversidades. Além disso, o trabalho de acolhimento de pessoas em vulnerabilidade exige direcionamento de ações que envolvam dedicação e tempo para a transformação do sofrimento em conhecimento e em aperfeiçoamento existencial. Como afirma Cassorla (2017, p. 103):

> A prevenção ao suicídio implica todo tipo de ação que proporcione melhores condições de vida ao ser humano, com dignidade, oportunidades e recursos para desfrutá-la. Inclui-se aí o direito a alimentação, moradia, educação, trabalho e possibilidade de realização pessoal. Tudo isso depende mais da sociedade que do indivíduo – até mesmo a felicidade está relacionada ao fato de a pessoa se sentir útil para seu grupo social.

O tabu e a instauração do estigma em torno do suicídio

2

Quem tem um filho assassinado, ou, então, alguém que perde por uma doença, um acidente de trânsito, todo mundo quer apoiar, todo mundo ouve, a pessoa é mais aceita. Os outros têm menos preconceito. O filho sofreu um acidente e morreu: "Vamos ligar", mas na hora que diz: "O filho do fulano se enforcou", ninguém quer chegar nem perto, sabe? Antes do que aconteceu com a minha sogra, eu digo por mim mesmo: "Filho do fulano se matou", "Meu Deus! Se matou", era aquele choque. Aí ficava sem entender. [Margarete, sobrevivente do suicídio da sogra]

Na introdução deste livro, destaquei que, desde a mais tenra infância, identifiquei o preconceito alheio, principalmente quando levava minha mãe ao pronto-socorro para socorrê-la. Também assinalei que, quando escrevi, em 2005, meu primeiro livro, fui nomeada por alguns como "louca" e recebi a advertência de que não deveria aproximar a temática do suicídio com a psicologia, pois seria, inevitavelmente, banida do grupo de psicólogos por querer trazer à tona um tabu.

Aprendi com minha história que um estigma deve ser combatido pelo estímulo e pela ampliação das informações sobre o suicídio e sua prevenção e posvenção. Dessa forma, com o intuito de alertar acerca de pensamentos que são prejudiciais ao acolhimento do sofrimento existencial, elaborei o vídeo *Mitos e pensamentos prejudiciais na prevenção ao suicídio* (Mitos..., 2018), que pode ser assistido por meio do QR Code abaixo.

Em resposta a crises e a situações emergenciais, como casos de tentativa de suicídio, quando se recebe a notícia de que alguém tentou o suicídio ou se matou, o primeiro passo é garantir que tanto a morte por suicídio quanto a tentativa de suicídio sejam confirmados, especialmente por acreditar que o maior precipitador de confusão seja o fato de todos saberem sobre o ocorrido e ninguém ter o direito de falar a respeito. É preciso considerar que, em tempos de mídias sociais, *smartphones* e avanço tecnológico, rumores, acusações e difamações são os primeiros a surgir. Por esse motivo, será necessário desmistificar a ideia de que o suicídio acontece por uma causa única; ele, na verdade, é multifatorial.

O suicídio nos obriga a refletir sobre nossa própria finitude e impotência. Assim, negá-lo significa negar uma parte nossa. Nessa direção, embora o suicídio seja uma morte repentina, inesperada e violenta, fingir que ele não aconteceu significa favorecer o tabu, a impotência e a falta de acolhimento que em nós habita.

Muitos enlutados relatam a dificuldade de compartilhar suas dores por não se sentirem ouvidos e cuidados em virtude do estigma e da falta de empatia por parte das pessoas ao redor. A fantasia que parece existir é a de que falar sobre o que se sente e o que se pensa seja inadequado, o que não é verdade, pois, conforme já destacamos, não conversar sobre o que provoca sofrimento implica a ausência de oportunidades para ressignificações.

A partir daqui, incluirei alguns depoimentos dos 32 colaboradores a quem tive o privilégio de conhecer e escutar durante meu doutorado (2009-2013) e meu pós-doutorado (2013-2017). Para tanto, utilizarei nomes fictícios, a fim de preservar suas identidades.

> *Não foi um assunto que foi debatido na família, sabe? Não foi. Parece assim: que as pessoas têm vergonha. Vergonha. Eu acho que a palavra é essa: vergonha de falar sobre isso. Pelo sentimento da culpa, talvez, que tenha neles também. De abrir, se abrir e falar. Então, foi um assunto que não foi falado entre eles. Como é difícil. Nossa! É impressionante como é difícil. Dá vergonha. Porque, na verdade, eu senti falta de um apoio realmente. Na hora, você fica, assim, meio perdido. A gente vai para a polícia, não tem ninguém na polícia que saiba conversar. A gente volta para casa, fica com vergonha, sabe? Uma coisa, assim, horrível, porque ninguém quer falar sobre o assunto [...]. As pessoas me perguntavam, eu tinha vergonha de dizer como é que tinha sido a causa da morte. Tinha vergonha. Para alguns, eu menti.* [Margarete, cuja sogra se matou]

Entendo que a vergonha pode ser prejudicial se cairmos na "prisão" de agradar aos outros, de tentarmos ser perfeitos e de não nos mostrarmos vulneráveis para a sociedade. Na condição de ser humano, quem consegue atingir essa soberania existencial? Não conheço ninguém, e, nas palavras de Brown (2016):

> Todos sentimos vergonha. Todos temos o bem e o mal, a escuridão e a luz dentro de nós. Mas, se não nos reconciliarmos com nossa vergonha, com nossos conflitos, começaremos a acreditar que há algo errado conosco, que nós *somos* maus, defeituosos e, pior ainda, começaremos a agir com base nessas crenças. Se quisermos ser pessoas plenas, estar inteiramente conectados com a vida, precisamos ficar vulneráveis. E, para isso, temos que aprender a lidar com a vergonha. (p. 47, grifo do autor)

A vergonha de ser filha de uma pessoa que tentou várias vezes o suicídio poderia me calar; ao contrário, porém, por saber que podemos mudar os rumos do que nos faz mal, caminhei pela árdua trajetória de me tornar suicidologista. A vergonha surge quando idealizamos a maneira como deveríamos aparecer perante a sociedade, e, quando essa idealização é frustrada, a vergonha vem à tona, pois aparecemos de uma forma totalmente diferente da que intencionávamos. No entanto, quando não nos aprisionamos pelo olhar do outro e não nos preocupamos com nossa reputação, tornamo-nos libertos do olhar do outro. Sendo assim, uma solução para lidar com a vergonha é pelo caminho da autoaceitação e pelo fortalecimento de quem somos e de como podemos ser. A essência do ser deve ser apenas SER. Dessa forma, transformei sofrimento em vocação e em amor pela vida.

> "Estigma" é o termo empregado pelo setor imobiliário para designar um imóvel que foi palco de um assassinato ou de um suicídio. Esse tipo de caracterização ajuda a *acentuar a vergonha e intensificar a confusão emocional vivida pelo sobrevivente de um suicídio*. Não tardamos a descobrir que o conceito de estigma não representa apenas um ônus psicológico, mas

> também um problema legal e financeiro que afeta a capacidade de cura e de seguir adiante com a vida. (Fine, 2018, p. 111, grifo da autora)

A respeito da vergonha, como apresenta Fine (2018, p. 61), "A fronteira que separava meu direito à privacidade da vergonha que eu sentia por esconder meu segredo tinha ficado completamente indefinida". É o que se passou com Julia, sobrevivente do suicídio do pai, que sentiu muita vergonha por ter sido divulgada, em um programa de rádio sensacionalista, a notícia de que seu pai deu um tiro na amante e se suicidou. Quando ela conheceu sua futura sogra [que ainda não a conhecia] no enterro de seu pai, ouviu dela: "*Nossa! O caso do seu pai está no rádio!*".

Foi comum ouvir relatos do quanto falar sobre o suicídio causa incômodo. Muitos enlutados mencionaram sobre seus medos em relação às reações das pessoas ao redor quando sabiam sobre o suicídio de seus entes queridos. Além disso, existem enlutados que não podem ouvir o nome da pessoa que se matou, pois começam a se emocionar e ficam sem graça com a intensidade de suas emoções.

O não falar sobre o que de fato aconteceu pode provocar diversas reações no enlutado. Alguns trazem o assunto do impacto do suicídio por lembranças, memórias e recordações contadas por familiares e amigos a respeito de quem foram as pessoas que se mataram. Outros se sentem obrigados a enfrentar a difícil pergunta: "*Morreu do quê?*".

Diversas foram as estratégias de enfrentamento relatadas em relação à vergonha, entre elas, inventar histórias dizendo que a morte acontecera por acidente, ou se isolar, como ocorreu com Quênia:

A história que a minha mãe contava é que meu pai tinha morrido de um acidente de carro. Eu lembro que durante muito tempo era essa a história que eu contava se alguém me perguntasse ou se eu ficasse com vergonha de dizer. Acho que o suicídio tem essa questão que é vergonhoso. Sabe? É vergonhoso você se matar. E a minha questão também é que, vindo de família católica: "Bom, se se matou, está no inferno", então, um abraço. Uma coisa que é muito difícil é essa questão da vergonha, de você ficar com vergonha de você contar que o seu pai se matou. E é uma coisa que parece que reverbera em você. E para mim é difícil quando a pessoa vira e fala: "Morreu do quê?". Porque é engraçado, não sei se isso é implicância minha, mas acho que isso é uma pergunta tão invasiva, do tipo: "Por que você quer saber?". E se foi de câncer? E se foi de acidente de carro? Então, eu acho que é uma coisa invasiva. O que acontece é o seguinte: no interior, a maioria das pessoas sabe, mas é difícil contar o porquê. Você fica pensando: "Eu vou mentir?". Outro dia a minha mãe foi a uma entrevista de emprego lá em [cidade] e eu lembro de ela ter me falado: "Eu falei a verdade. Eu falei a verdade porque é uma situação complicada. É interior". É fácil as pessoas verem. As pessoas conhecem. Você coloca na internet o nome do meu pai, você não acha nada nesse sentido. Meio que você não acha nada, mas é difícil, porque as pessoas lá sabem. [Quênia, cujo pai se matou]

Outras dificuldades se apresentaram na esfera da relação com o outro: pessoas que mudavam de assunto quando a pessoa em luto queria compartilhar sua dor e era interrompida, ou quando as pessoas demonstravam dificuldades em lidar com o assunto; falas que machucaram; comentários sem sentido, julgamentos e críticas. O que deveria vir como acolhimento foi percebido como invasão, violência e agressão. Como consequência, houve a necessidade de isolamento e afastamento de relacionamentos interpessoais.

Em geral, ficar sem palavras é o que os enlutados mencionam quando compartilham o fato de muitas vezes as pessoas não saberem o que falar. Úrsula, cujo irmão se suicidou, explica que, quando a pessoa sabe que se trata de morte por suicídio, não sabe muito o que falar:

> *Quando se trata de suicídio, a pessoa fica te olhando, parece que ela fala assim: "Nossa! Como é que ela está me contando uma coisa dessas?". Ela fica sem jeito por não saber se ela pergunta ou se não pergunta. A pessoa nunca imagina ou a pessoa não espera. Tem muitas pessoas que ficam assustadas. Tem muito mais casos de suicídios do que eu imaginava, porque quando comento que meu irmão se matou, alguns até falam: "Ah, eu conheço uma pessoa que também se matou".*

A vergonha é um sentimento que assinala que a pessoa gostaria de se mostrar de maneira diferente, ou seja, é um sentimento que leva a pessoa a se sentir inadequada, a não se sentir "encaixada" perante os olhos da sociedade. Pela falta de intimidade em seus relacionamentos interpessoais, o julgamento dos outros provoca na pessoa o emudecimento e, consequentemente, o isolamento.

> Negar, admitir ou superar – essas parecem ser algumas das árduas etapas que o enlutado pelo suicídio vive. Nessas etapas, outro sentimento comum é a vergonha de se falar sobre a causa da morte. Para alguns enlutados, é preferível omitir ou mentir por se sentirem julgados, já que o suicídio causa perplexidade e estranhamento. (Fukumitsu e Kovács, 2015, p. 44)

Refletir sobre maneiras de atenuar o estigma serve para quebrar o silêncio que é provocado pelo sofrimento. Penso que o suicídio não seja um assunto sobre o qual qualquer pessoa saiba ou queira conversar. Há que considerar, inclusive, que o suicídio ainda é visto como pecado e como crime. Aliás, atualmente, evito falar em "cometer suicídio", pois o verbo *cometer* remete a um crime ou a um pecado (Smith, 2013). Também não digo "o suicida", mas "a pessoa que se mata", porque não podemos confundir o ato com o indivíduo.

O suicídio também provoca indignação naqueles que ficam, como afirmado por Carmen, sobrevivente do suicídio da mãe: "*Minha mãe quis morrer? Eu acho que em momento nenhum ela pensou em mim nem na minha irmã*". Talvez por isso as pessoas impactadas pelo suicídio demorem para acolher seus sentimentos, aspecto que abordarei no próximo capítulo.

Processo de luto por suicídio e a posvenção

3

3.1 Características do processo de luto por suicídio

> O processo de luto não para em um dia, uma semana, um mês ou um ano. O luto complicado pode estar presente por anos. É preciso lembrar que o luto e os sintomas complicadores para o processo de luto poderão estar presentes em todos da escola. O processo de luto é inibido quando as crianças ouvem que precisam "seguir em frente com suas vidas" ou "já se passou 6 meses, então você não deveria falar tanto sobre quem morreu". Qualquer tentativa de reconhecer um pai ou irmão que morreu usando seu nome ou compartilhando uma memória é um presente que podemos dar à criança enlutada. (Goldman, 2001, p. 162-3, tradução nossa)

O suicídio provoca a falta de sentido, pois nos posiciona no lugar do não saber e reposiciona a pessoa que se matou como a única que detém a verdade.

Procurei na Psicologia uma forma de compreender o ser humano, sobretudo em suas agruras e seus sofrimentos. Minha mãe morreu em 2013, meses antes de eu defender minha tese de doutorado, no exato momento em que me aprofundava sobre o processo de luto por suicídio. Vivi de novo meu estudo, e visceralmente. Teoria e prática se entrelaçaram, pois a proposta da minha pesquisa de doutorado era compreender o processo de luto do filho de uma pessoa que se matou, e, embora minha mãe não tenha consumado sua morte por suicídio, era eu a filha que estava em luto pela morte da mãe.

Após a morte dela, fiz o juramento de que reforçaria a militância pelo acolhimento do sofrimento existencial, e esse compromisso foi uma maneira de manter minha mãe viva em mim. Em outras palavras, meu compromisso foi direcionado para que todos "[...] tenham direito a um lugar onde sejam acolhidos, ouvidos, respeitados em sua dor e forma de enfrentamento singular" (Fukumitsu, 2013, p. 223).

Em congruência com a proposta de acolhimento ao sofrimento existencial, relembro-me das mortes que tive de enfrentar e me recordo de que, durante minha infância e adolescência, em relação a tudo o que eu procurava e não encontrava, tinha o costume de dizer que eu havia perdido. Estratagema interessante para quem sempre teve o luto antecipatório como principal companhia, pelo fato de ter de lidar com a possibilidade da morte de minha mãe a todo momento. Sendo assim, acreditando que havia perdido, não precisaria mais lidar com o fato de ficar procurando e, posteriormente, não me decepcionaria caso não conseguisse encontrar o objeto procurado. Contudo, no decorrer dos anos, ressignifiquei a percepção de que nem sempre o objeto que não encontramos está definitivamente perdido.

O mesmo parece acontecer com o luto, ou seja, "não encontrar" mais a pessoa amada no nosso dia a dia não deve receber o mesmo significado de "perder". Por esse motivo, reitero a necessidade da ressignificação das perdas. Atualmente, compreendo que não ver mais a pessoa concretamente, em razão de sua morte, não significa que perdemos as experiências que tivemos com quem amamos. *Nada elimina o que foi vivido, nem mesmo a morte.*

> Quando um suicídio ocorre, o sofrimento dos familiares costuma ser imenso. Já vimos que o ato suicida contém um forte componente agressivo, e ele atingirá as pessoas próximas ao indivíduo com sentimentos de culpa por não terem compreendido, por não terem percebido ou minimizado o risco. Os parentes do suicida se sentem responsáveis, culpados pelo ato. (Cassorla, 2017, p. 104)

Com base no conhecimento das dificuldades e no levantamento das necessidades dos enlutados, engendrei esforços para a criação de formas de cuidado que os enlutados receberam ou gostariam de receber, e assim, foi possível ofertar propostas de modalidades interventivas no processo de luto por suicídio.

Quando o suicídio acontece, é comum que os enlutados se sintam "fragmentados", em virtude do impacto que os avassalou, causando a sensação de desintegração de suas partes. Apesar de todas as intempéries que a vida lhe apresentar, é preciso cuidar e intervir com o objetivo de acolher o sofrimento decorrente do suicídio de um ente querido.

O choque e a incredulidade vêm à tona e, como menciona Clark (2013, p. 61), "Depois do suicídio, pode haver momentos em que terá dificuldades para acreditar que seu ente querido está realmente morto. Você pode achar que ele entrou em férias e que em breve estará de volta".

Uma coisa é o suicídio acontecer, outra coisa é a elaboração do acontecimento, que diz respeito ao processo de luto. Clark (2013, p. 85) afirma: "O processo de luto não significa um afastamento da pessoa que morreu, mas sim um novo relacionamento com ela, em termos do sentido que ela terá para você". Assim, devemos encontrar formas para construir novos significados pelo caminho árduo de continuar a vida apesar da morte de quem amamos, e, em minhas palavras, extrair flor de pedras:

> O convite para extrair flor de pedras é feito tanto à pessoa em processo de morrência, que não encontra sentido na vida, quanto àquele que é impactado antes, durante e depois do suicídio. Como vimos, no caso do suicídio, o desaparecimento não tem volta e o nunca mais impera. E, por se tratar de uma morte repentina e violenta para aquele que é impactado, o tempo exige a espera – que significa não o retorno da pessoa amada, mas o retorno de si mesmo para continuar. (Fukumitsu, 2018a, p. 221)

Todos temos habilidade de responder às adversidades, especialmente quando enfrentamos problemas e sofremos pela perda. O processo de luto é uma resposta à perda, pois quem enfrenta o luto é obrigado a descobrir maneiras para continuar e se transformar, apesar do sofrimento. Como observa Ferreira (2014, p. 116): "O destino se descobre na invenção".

Cada vez que eu contava a história do suicídio de meu pai, ficava magoada. Aí a coisa ficou acertada dentro de mim de um jeito que eu transformei isso em uma coisa que era menos dolorida de falar. Eu acho que o suicídio faz uma coisa muito horrível com as pessoas. Ele deixou de ser o meu pai para ser um suicida. Eu perdi meu pai, não só a pessoa física que ele era, mas perdi o direito de ter um pai, porque ninguém falava nele. [Julia, sobrevivente do suicídio do pai]

Fine (2018, p. 51) aponta que "Para os membros da família, o suicídio não apenas abre antigas feridas, mas também cria novas". Assim acontece com todos os enlutados por suicídio. Nessa direção, o enlutado por suicídio:

- enfrenta a necessidade de continuar sua vida, apesar de quem lhe faz falta;
- busca o resgate das lembranças que confirmam as experiências que vivenciou com quem morreu;
- sobrepuja a dificuldade para falar e para compartilhar sua dor;
- cria novos sentidos;
- transforma dor em amor;
- constrói compaixão por quem se matou e por si mesmo.

Cada história compartilhada é uma confirmação de que é possível transformar o sofrimento em "amor além da dor", frase de uma mãe enlutada por suicídio.

Acredito que a empatia, a compaixão, o respeito e o acolhimento podem trazer certo alívio existencial; no entanto, é preciso que o enlutado por suicídio se permita receber ajuda. Ouvido em suas dores e acolhido em seu sofrimento, valendo-se do respeito, do cuidado, da atenção, do carinho, do amor e da compaixão, a pessoa em processo de luto por suicídio pode continuar em sua jornada.

Cada um se enluta à sua maneira, noção ensinada pelos principais teóricos do processo de luto (Bowlby, 2004; Franco, 2002, 2010; Fukumitsu, 2008, 2012c, 2013, 2018a, 2018b; Kovács, 1992, 2003, 2007, 2015, 2018; Parkes, 1998, 2009; Stillion, 1996; Stroebe e Schut, 1999; Worden, 1998).

Morrem as certezas sobre os acontecimentos, e o processo de luto por suicídio torna-se um processo árduo com o qual o sobrevivente deve lidar; torna-se acompanhante do sobrevivente para o resto da vida. Por esse motivo, o passado será visitante constante daquele que foi impactado por um suicídio. Chamadas por Shneidman (1993) de *survivor victims* – traduzido para o português como *sobreviventes* –, as pessoas rumam por um processo que não se fecha, mas que se modifica a cada dia de sobrevivência, e, por isso, toda pessoa que é impactada pelo suicídio é sobrevivente.

> *Se a gente prestar atenção, nós somos sobreviventes a todo o questionamento existencial. Eu concordo, assim: sobrevivente, por quê? Porque alguma coisa de muito... Uma catástrofe, uma coisa que você correu risco também de ir junto. Em que sentido eu sobrevivi? Porque dentro daquele olhar que eu sou com os outros, quanto mais importante e significativa é essa pessoa que deixa de estar aqui, menos eu sou.* [Lineu, sobrevivente do suicídio de seu ex-genro]

Sobrevivente não é apenas aquele que sobreviveu ao impacto do suicídio, e sim a pessoa que poderá sair da condição de ser "*sobrevivente*" para "*ser vivente*", como ensinou a Julia, duplamente sobrevivente pelos suicídios de um colega da faculdade e do pai. Portanto, o enlutado aprende a transcender, apesar de seu sofrimento. Nesse sentido, acredito que o processo de luto por suicídio seja uma questão de sobrevivência e de transcendência. Sobrevivência é vivência que se cria apesar de o sofrimento tentar interromper os planos, os sonhos e a vida. Transcendência é a possibilidade para que o enlutado dê respostas diferentes para o que a vida lhe ofertou brusca e violentamente.

> O horror do suicídio evoca, em sua plenitude, a questão existencial mais profunda da vida de cada um: "Por que viver?" A notícia de que alguém deu uma resposta negativa a essa pergunta, que alguém *transgrediu as regras*, é algo bastante ameaçador para os sobreviventes. (Fine, 2018, p. 61, grifo da autora)

Na vivência de Carmen, o suicídio de sua mãe se transformou em desconfirmação quando houve divergências entre sua experiência e as histórias contadas. Sua única lembrança da morte da mãe foi invalidada pela história contada pelo seu pai, pois, apesar de ela ter visto sua mãe se matando pela fresta do banheiro, o pai inventou "*uma historinha bonita*":

Ele falou que ela estava se depilando, ela escorregou e cortou o pescoço. Só que eu vi tudo. Porque eu estava jantando e na hora que eu olhei, tinha uma fresta na porta do banheiro e na hora que eu olhei, minha mãe estava segurando na pia e eu vi jorrando sangue. Então, eu não acreditava que tinha sido acidente.

Nesse sentido, é preciso pensar que a realidade não pode ser mascarada, tampouco deixar de ser legitimada, sobretudo porque a pessoa que viu a cena do suicídio iniciou uma trajetória de dúvidas sobre o que realmente aconteceu.

Na tentativa de lidar com os vários porquês, os enlutados mostram que sua acompanhante constante é a dúvida. A "roda dos porquês" significa a tentativa inócua de explicação do percurso singular de uma história que se findou. Ressalto que, apesar de serem apresentadas diversas explicações para os suicídios, nunca teremos as respostas exatas do que realmente acontecia com quem se matou. *Apenas a pessoa que se matou sabia a verdade em relação ao que lhe acontecia*. O não saber sobre a morte do outro parece tornar o processo de luto ainda mais dolorido. Tanto o inesperado quanto o inexplicável imperam na manifestação do processo de luto por suicídio.

Como assinalado anteriormente, a morte autoinfligida atinge uma vasta área que envolve aspectos do cotidiano, biológicos, econômicos, emocionais, espirituais e psicológicos. Trata-se de uma tragédia sem aviso e que descortina a impotência sentida por não haver o que se fazer quando acontece. O impactado pelo suicídio tem a incumbência de lidar com um "quebra-cabeças" para montar. Em virtude de ter de administrar uma realidade totalmente nova, a pessoa em processo de luto pode apresentar algumas sensações, como a de "sentir-se louca", desesperada, de "ficar sem chão", sem rumo, e de que foi retirada do mundo conhecido. É o que ilustra Amália ao perder seu filho por suicídio; uma mãe que "*cantou a cantiga de ninar até em sua morte*" e que pontuou que a fé foi o recurso facilitador para que suportasse o sofrimento causado pela morte do filho quando o "emparedaram", modo como se referiu ao enterro dele no cemitério vertical de Santos-SP.

O processo de luto por suicídio apresenta especificidades, sendo diferente de lutos resultantes de outras causas de morte.

Na maioria dos depoimentos, a sensação permanente é a de que uma grande ferida se abriu quando um suicídio aconteceu, e, como afirmado pelo sobrevivente Vanderley, cujo irmão se matou: "*É difícil expressar como é essa diferença, porque é uma dor que dói muito forte. Não que as outras não tenham doído, mas essa estava difícil de passar. Difícil de tentar se conformar*".

Sendo assim, o processo de luto por suicídio demanda o manejo da confusão; da falta de explicações que se instala; da indignação de a pessoa que se matou ter provocado um "*tsunami* existencial" na vida do enlutado (Clark, 2001, 2013; Fox e Roldan, 2009; Fukumitsu, 2013, 2018a, 2018b; Fukumitsu e Kovács, 2015, 2016; Jordan, 2001; Jordan e McIntosh, 2011; Smith, 2013). Cuidamos, portanto, do sofrimento e, por isso, segue o vídeo *Quem mata quem quando o suicídio acontece?* (Quem mata..., 2018), que aborda os principais impactos de um suicídio na vida de uma pessoa.

Quando um suicídio acontece logo depois de conflito interpessoal, é comum que o enlutado tenha a sensação de que ele foi o responsável pela morte e, para não se sentir julgado e acusado, prefere o isolamento ao convívio com outros. O emaranhado de emoções e de sentimentos confunde tanto o bem-estar do enlutado quanto o de todos ao redor. Ao falarem sobre seus sentimentos, algumas pessoas em processo de luto acrescentaram em seus depoimentos as acusações entre suas famílias.

Compreendo as nuances de alguns desses sentimentos. São eles: raiva, arrependimento, desilusão, culpa, vergonha e impotência.

Há que diferenciar raiva de culpa, pois, como no relato de Olga, eles frequentemente se misturam, mas são sentimentos que apresentam direções diferentes:

Esse ano, as poucas vezes em que pensei no suicídio dele, pensei com raiva dele. Raiva, nossa! Raiva. Tentando assumir a minha vida, preciso ficar dando bola para isso? Não! Esquece e bola para frente. Só que chega essa época do ano, final de julho, começo de agosto, sempre é difícil, pois é a data que ele se matou. É isso que às vezes me dá raiva mesmo. Ele quis deixar a culpa para mim. Eu estou comprando essa culpa que não é minha. Eu não estava lá, eu não sabia nem que ele tinha arma. Eu não matei ninguém, então, a culpa não é minha. Mas, é complicado lidar com isso. Depois nos outros anos foram bem oscilantes mesmo, porque tinha época em que eu sofria muito; teve ano em que eu não sofria nada. Oscila muito isso, porque tem dia em que eu fico até com raiva dele e falo: "Nossa! Por que ele fez isso? Ele fez a escolha dele, ele se matou porque ele quis. E ele tentou pôr a responsabilidade em mim, armou toda uma situação para eu me sentir culpada e estou comprando essa culpa. Olha que coisa absurda! Não! Vou parar com isso. Ele destruiu a minha vida. Ele tentou. Eu não vou permitir isso". Eu chego a ficar com raiva dele. Mas, tem outros dias em que eu falo: "Ah! Por que eu fiz isso, olha só! Fiz tudo errado. A culpa é minha.", então, oscila muito. [Olga, sobrevivente do suicídio do ex-namorado, que se matou no dia seguinte em que ela terminou o relacionamento com ele]

A raiva é consequência do sentimento de que o suicídio foi uma afronta e uma traição da vida pela morte de quem se ama. Portanto, o movimento da energia se direciona para fora, pois a raiva precisa ser expurgada, como ilustra Nívea, cuja mãe se matou quando ela tinha sete anos e meio.

> *Sempre tive muita raiva da minha mãe. Eu demorei para perdoá-la. Entender que ela tinha a vida dela, porque eu me senti atacada muitas vezes. Então eu tinha raiva disso. Senti o suicídio dela como mais um dos ataques. Eu não senti tanto assim como um abandono. Eu senti mais os ataques que ela fez enquanto ela era viva. Acho, por isso que eu também tinha raiva dela. Era uma coisa assim: ou é agora ou é nunca, entendeu? Eu acho que a pessoa que é assim, não dá. Eu cheguei a me culpar, porque, como eu sentia muita raiva e eu desejava que ela desaparecesse, queria ficar com o meu pai, não queria ficar com ela.* [Nívea, sobrevivente do suicídio da mãe]

A culpa é energia direcionada para dentro, como se a pessoa vivesse o arrependimento revertendo para si toda a energia que não pôde direcionar para a pessoa amada que se matou. Como assinala Alves (2012, p. 143), "Fui me enchendo de vergonha e de humilhação. Daí nasce o ódio".

> *O suicídio gerou muita culpa. Acho que qualquer suicídio faz a gente sentir culpa. É igual um filho drogado, faz a gente se sentir culpada, responsável, até que ponto eu negligenciei alguma coisa, até que ponto eu não ajudei? O que eu poderia ter feito para que isso não acontecesse? É difícil a gente tirar isso de dentro da gente. Demorou muito tempo para eu ver que cada um tem seu caminho e suas escolhas. Cada um é que tem direito de fazer suas escolhas. A gente só interfere no outro trinta por cento, o resto é o outro, a gente não tem essa responsabilidade.* [Patrícia, sobrevivente dos suicídios da irmã e de uma amiga sua]

Culpa, arrependimento e acusações parecem caminhar juntos no processo de luto por suicídio, sobretudo quando a pessoa encontrou o corpo de quem se matou.

> Se enxergarmos mais detalhadamente o estado de luto, podemos observar que esta é a experiência mais próxima que o homem tem com a morte – uma vez que a própria morte não pode ser experimentada, nem sequer descrita, pelos sobreviventes. Assim, é a partir da condição de enlutado que o indivíduo – além de vivenciar a dor da perda (o que lhe permite uma vinculação com o morto, situando-o num estado à margem) – passa a notar mais nitidamente a sua própria condição de mortal. (Freire, 2006, p. 49-50)

Apontamentos como esses, trazidos pelos enlutados, ajudaram-me a refletir sobre a necessidade de um cuidado integrativo para que encontrem forças para continuar. O que me preocupa no processo de luto por suicídio é o deixar-se ir por causa da morte de outro. Em contrapartida, alguns enlutados afirmaram que precisaram encontrar uma saída para não afundar no desespero, na culpa e nos ressentimentos. Com a alternância entre a procura de explicações e os sentimentos de culpa, mágoa, raiva, tristeza e traição, os enlutados buscam um solo um pouco mais estável para que possam se sentir menos ameaçados.

Há, durante o processo de luto, alternância entre os estados de controle e de desespero:

A sensação de horror, desespero e loucura foi o que mais me acompanhou o tempo todo que durou [o processo de luto] *e muito tempo depois ainda.* [Daniela, que sofreu com os suicídios do vizinho e da mãe]

Como conversar ou se comunicar com pessoas enlutadas? Como cuidar dos enlutados por suicídio? O que falar e o que evitar dizer para a pessoa em processo de luto por suicídio? As respostas trilham o caminho da posvenção.

3.2 Posvenção

A pessoa em luto por suicídio precisará encontrar uma maneira de aceitar o inaceitável, como foi o caso de Carmen, sobrevivente do suicídio da mãe, e de Wilma, sobrevivente do suicídio do pai, que preferiram parar de se "digladiar" com a autoculpa e as acusações, pois perceberam que os suicídios da mãe e do pai, respectivamente, foram escolhas deles mesmos.

A experiência do suicídio de quem se ama pode avassalar a vida de quem foi impactado. Seria bom se o fato fosse apenas um pesadelo. Mas não é. O *nunca mais* é constatação atormentadora, e a pessoa enlutada por suicídio fica atormentada por andar em uma montanha-russa de sentimentos. Restará a falta de sentido e de explicações, ou seja, há mais perguntas do que respostas no processo de luto, questões que não podem ser desvendadas tão facilmente por quem fica. Algumas perguntas ficaram e ficarão sem respostas. Assim, resta aos enlutados aceitar que as explicações externas normalmente não os ajudarão e que, por esse motivo, terão de encontrar, ao longo do tempo, as respostas que mais apaziguem seu coração. Como já colocado, cada processo de luto merece ser considerado em sua singularidade, e é exatamente por esse motivo que sugiro que sejam evitados conselhos e palpites em relação ao que se acredita ser *o melhor para lidar com o luto*.

Segundo Shneidman (1985, 1993, 1996, 2001), e considerando o aprofundamento do termo *posvenção* proposto pelo autor no livro *Deaths of man* (Shneidman, 1973): a posvenção se propõe a adotar ações a serem realizadas após um suicídio acontecer e que poderão ser implementadas com o intuito de minimizar os danos da morte por suicídio. Ainda segundo o autor, os enlutados se beneficiam dos espaços quando podem compartilhar os sentimentos e os pensamentos associados ao luto por suicídio, como sensação de desamparo e de abandono, traição, culpa, medo, tristeza e raiva.

Locus que não deve ser quantificado, a posvenção não pode ser embasada pelo número de pessoas que se mataram, pois números não expressam a qualidade (ou ausência de qualidade) das vidas dos que se foram e dos que tentam se matar. A meu ver, o propósito da posvenção deve ser o de abrir espaços onde os enlutados tenham o direito de sentir à sua maneira, conforme afirmado em Fukumitsu (2014, p. 59): "O sentido pertence ao 'sentidor', a quem considero aquele que sente a dor".

Sendo assim, as intervenções efetivadas durante a posvenção devem ter o intuito de auxiliar o enlutado a unir as peças de um imenso quebra-cabeça e, juntamente com ele, ajudá-lo em sua travessia de um sofrimento sem nome. Acredita-se que, com tais ações, ao longo do tempo, o enlutado aprenderá uma nova maneira de viver sem a pessoa que morreu.

Existem dúvidas a respeito das ações que devem ser destinadas aos enlutados, especialmente no trabalho de posvenção com crianças. Segundo Goldman (2001), podemos adotar as seguintes ações:

> O que dizer à criança...
>
> Fale sobre o que aconteceu com você. Conte para alguém. Se quem você procurar não lhe der atenção, procure por outra pessoa.
> Escreva, desenhe ou crie caminhos para colocar para fora seus pensamentos e sentimentos.
> Procure por ajuda! Procure seus pais, professores, terapeutas ou compartilhe com um adulto em que você confia.
>
> O que dizer aos responsáveis...
>
> Pergunte à criança se ela tem pensamentos de que quer se matar. "Você está pensando em se matar?"
> Pergunte à criança se ela tem um planejamento para o suicídio. "Você já pensou como deseja se matar?"
> Pergunte à criança se ela planejou como quer se matar. "Você tem alguma arma?"
> Leve a sério os pensamentos e sentimentos da criança.
> Peça à criança que faça um pacto com um adulto, compartilhando com ele quando não estiver bem [triste, com raiva etc.]. Combine e ofereça nomes e contatos de pessoas para as quais a criança poderá ligar [quando não estiver bem].
>
> Ofereça ajuda profissional para atender às necessidades da criança. (p. 46, tradução nossa)

Embora a autora tenha direcionado as ações para o acolhimento de crianças enlutadas, acredito que sejam recomendações pertinentes também para a pessoa em sofrimento.

Vimos que o luto por suicídio é um processo solitário e que somente quem vive sabe exatamente quais são os sentimentos que o afligem. Inicialmente, após o suicídio acontecer, é comum os enlutados receberem atenção. Contudo, após alguns meses, as pessoas deixam de se aproximar e de realizar ligações, ou param de se preocupar com o enlutado. O desinvestimento é, talvez, o que mais pode ferir o enlutado. Por esse motivo, o trabalho de posvenção não deve se restringir apenas à fase do acolhimento e do cuidado, pois há necessidade de constante acompanhamento às pessoas em luto.

Nesse sentido, apresento a seguir as dez etapas de ações para lidar com o impacto de um suicídio no local de trabalho (Carson J Spencer Foundation, Crisis Care Network e National Action Alliance for Suicide Prevention and American Association of Suicidology, 2013, p. 4, tradução nossa):

> AÇÃO IMEDIATA: Fase Aguda
> 1. *Coordene*: Contenha a crise.
> 2. *Notifique*: Proteja e respeite os direitos de privacidade da pessoa que se matou e de seus familiares e amigos.
> 3. *Comunique*: Desfaça boatos e reduza o potencial imitativo.
> 4. *Apoie*: Ofereça assistência à família.
>
> CURTO PRAZO: Fase de Recuperação
> 5. *Conecte*: Identifique e conecte os funcionários afetados pelo suicídio a recursos adicionais de apoio, incluindo serviços de saúde mental.

6. *Conforte*: Apoie, conforte e promova oportunidades para que as pessoas possam elaborar o luto.
7. *Restaure*: Restaure o equilíbrio e o bom funcionamento do local de trabalho.
8. *Lidere*: Construa e sustente a confiança na liderança.

- Demonstrar coerência nos direcionamentos das ações durante o gerenciamento de crises é sempre uma oportunidade para reforçar a confiança e a coesão no local de trabalho.

LONGO PRAZO: Fase de Reconstrução
9. *Honre*: Auxilie na realização de rituais que possam relembrar os aniversários de morte.
10. *Sustente*: Migre da posvenção para a prevenção.

Empatia, compaixão e generosidade são os principais sentimentos desenvolvidos por quem deseja ajudar alguém a percorrer a trajetória do luto. Esses sentimentos compõem o solo propício para a posvenção, que requer o trabalho conjunto de diversos profissionais, cada qual com sua especialização, a fim de que sejam ofertadas condições para que a pessoa que foi impactada pelo suicídio de alguém amado encontre o amparo necessário.

O manual *Postvention: a guide for response to suicide on college campuses* apresenta o protocolo de posvenção para uso em faculdades e universidades:

- Mobilizar e organizar recursos [de acolhimento e encaminhamento] rapidamente.
- Elaborar planos imediatos (dentro de 72 horas do acontecimento) e a longo prazo (por exemplo, na data em que o suicídio completa um ano).

> - Definir e alinhar canais de comunicação entre instituição e sociedade.
> - Cuidar da segurança dos locais da instituição.
> - Estabelecer procedimentos claros.
> - Formar um grupo de intervenção de gerenciamento de crise e delegar responsabilidades a cada integrante da equipe.
> - Ser específico o suficiente para ser útil.
> - Ser flexível o suficiente para atuar em diferentes circunstâncias.
> - Ser congruente [apoiador e firme] para tomar posicionamentos coerentes [com a situação de crise e sustentáveis após essa fase].
> - Suspender os preconceitos, respeitando as diferenças étnica, cultural, espiritual, sexual e outros aspectos da diversidade do seu corpo estudantil.
> - Discutir sobre a complexidade envolvida nos transtornos mentais e as possíveis implicações advindas dos processos de luto por suicídio.
> - Evitar jargões e ser compreensível com o grupo diversificado de profissionais que estão envolvidos na posvenção. (Higher Education Mental Health Alliance, 2014, p. 10, tradução nossa)

Quem se matou fazia parte do mesmo grupo ou do mesmo círculo de amizades e, repentinamente, tornou-se o responsável principal que precipitou o sofrimento em quem ficou, os enlutados. Sendo assim, os sobreviventes do suicídio precisarão resgatar sua organização pessoal, física, emocional, financeira e espiritual. No que diz respeito aos cuidados psicológicos e psiquiátricos, eles são necessários principalmente para que a pessoa em luto aprenda a lidar com a culpa e com as acusações de que foi a responsável pelo suicídio, e para que evite pensar sobre o que poderia ter feito diferente.

Os enlutados por suicídio relatam que passaram a ser apontados como "o filho da mulher que tentou o suicídio" ou "os pais do menino que se matou" etc. De fato, com o suicídio de um ente querido, as referências aos familiares enlutados normalmente se tornam atreladas ao suicídio, ou seja, a partir da morte por suicídio, a identidade dos enlutados recebe um "adendo" atrelado a esse evento. No entanto, há que ressaltar que a forma como a pessoa morreu não pode ser confundida com a história do enlutado. Além disso, este não pode ser reconhecido apenas pela referência ao suicídio de quem amou.

Concomitantemente, ouvi dos enlutados sobre o fato de terem tido a oportunidade, se quisessem, de ter procurado psicólogos ou psiquiatras, mas acreditaram que não queriam "*mexer mais na ferida naquele momento*", pois estavam vulneráveis. Para muitos, fazer terapia logo após um suicídio acontecer trazia a fantasia de que não aguentariam rememorar a situação traumática. Por isso, apresento outras formas de cuidados apontados pelos enlutados em seus processos: cuidados relacionados à saúde biopsicossocial em práticas como homeopatia, fisioterapia, quiropraxia, meditação, massagem aiurvédica, neurologia e cuidados espirituais.

A posvenção exige a presença e a vontade genuína de estar com aquele que revela seu sofrimento quando se automutila ou quando também deseja se matar, pois quer matar o sofrimento decorrente do suicídio de uma pessoa querida. É necessária a configuração de redes de apoio para que a pessoa em luto possa lidar com a vergonha da exposição provocada pelo fato de ter de enfrentar difamações a respeito dos motivos que levaram alguém ao suicídio. Nesse sentido, a dor demanda união e generosidade, ingredientes imprescindíveis para tornar o solo fragmentado um pouco mais suportável.

Os grupos de apoio fazem parte do escopo da prevenção e da posvenção ao suicídio. Seu objetivo principal é oferecer um lugar de conectividade e pertencimento à pessoa que se encontra em "processo de morrência", isto é, a qualquer pessoa que sofre pela morte por suicídio.

A seguir, apresento um vídeo com diretrizes para montar um grupo de apoio aos sobreviventes enlutados por suicídio (Como formar..., 2018).

Respeitar as escolhas e as renúncias daqueles que vivenciaram o suicídio de uma pessoa querida é uma forma de cuidado. Cuidado expresso também quando suspendemos os julgamentos acerca dos modos de (re)agir de cada enlutado, como foi o caso de Luana, cujo filho de 15 anos se matou. Em vez de tirar licença quando a morte dele aconteceu, foi trabalhar normalmente. O fato de ela ter agido dessa forma trouxe a reflexão sobre a inexistência de uma maneira "certa" no enfrentamento do luto, e a conclusão dessa reflexão foi que cada um se enluta à sua maneira, de acordo com suas próprias necessidades e seu repertório de enfrentamento. Tudo a seu tempo. Por esse motivo, trago a seguinte advertência: se, após o suicídio, o enlutado retornar ao trabalho ou tiver qualquer ação que seja estranha para você, não o julgue. Apoie suas iniciativas e ações, pois apenas a própria pessoa será capaz de decidir o que é o melhor para ela no momento de dor.

Em virtude da tragédia que se instala quando uma morte autoinfligida acontece, trato o suicídio como *tsunami*, pelo caráter agressivo e violento com que ele invade a vida dos enlutados, fazendo-os como que receber ingressos gratuitos e indesejados para andar em uma montanha-russa atordoante, composta por sentimentos diversos, entre eles, vergonha, culpa, arrependimento, perdão, acolhimento, amor, impotência, vulnerabilidade, saudade, tristeza e raiva.

Nesse sentido, quando uma tragédia acontece em uma escola, a instituição se torna um caos e todos ficam em "carne viva".

Programa RAISE e direcionamentos para o *raiser*

4

[...] Isso é Páscoa, isso é ressurreição. *É quando no sepulcro do nosso coração, alguém descobre um fio de vida, e ao puxar esse fio de vida, faz com que a gente se torne melhor. [...] Não há nada mais bonito do que você ser achado quando você está perdido. Não há nada mais bonito do que você ser encontrado no momento em que você não sabe pra onde ir e nem onde está.* O amor humano tem a capacidade de ser amor de Deus na nossa vida por causa disso: porque ele nos elege! Por isso que é bom a gente ter amigos, porque, na verdade, as pessoas amigas, elas antecipam no tempo aquilo que nós acreditamos ser eterno. Quando elas são capazes de olhar pra nós e descobrir o que temos de bonito, mas que, às vezes, costuma ficar escondido por trás daquilo que é precário. [...] (Arvoreando, 2010)

Esse texto me foi enviado na manhã do dia 20 de abril de 2019, véspera do domingo de Páscoa, pela amada Carmem Guimarães – minha cliente de posvenção, mãe de uma pessoa que morreu por suicídio –, exatamente quando eu escrevia esta parte sobre o Programa RAISE, composta por um conjunto de ações que se destinam ao gerenciamento de crises, ao acolhimento, ao cuidado e à habilitação para resgatarmos o equilíbrio e o bem-estar de todos os envolvidos, no âmbito escolar, depois de um suicídio acontecer.

Como acredito que nada é por acaso, penso que esse texto reflete exatamente "os tons" que desejo dar para o programa: descobrir um "fio de vida, e ao puxar esse fio de vida, fazer com que a gente se torne melhor" e promover o acolhimento necessário para encontrar quem precisa ser encontrado no momento em que não sabe para onde ir e nem onde está.

Agradeço imensamente a Carmem Guimarães pela constatação de que ressurgi das cinzas, referindo-me à recuperação da inflamação cerebral que me acometeu, e que ainda estou viva, pois me tornei *aware*[1] de que devo estar a serviço da vida para "encontrar fios de luzes" para acompanhar os sobreviventes enlutados na escuridão e na precariedade, quando são impactados pelo suicídio de uma pessoa amada.

Pela convicção de que é necessária a conscientização da sociedade brasileira tanto sobre prevenção quanto sobre posvenção ao suicídio, e sabendo que os processos autodestrutivos

[1] N. do E.: o conceito de *awareness* é fundamental na Gestalt-terapia. Em inglês, *aware* significa consciente, e *awareness*, consciência ou conscientização. Tornar-se *aware* é, *grosso modo*, alcançar uma consciência ampliada acerca de si mesmo e do estar no mundo, e dar-se conta de sua qualidade de viver.

são atos de comunicação do sofrimento existencial, elaborei o Programa RAISE. Seu objetivo é ampliar o escopo social da prevenção do suicídio, desmistificando a ideia de que esta é apenas uma tarefa psicoterapêutica, clínica e/ou médica.

Ao contrário do que se pensa, a prevenção do suicídio diz respeito a uma consciência social e de responsabilidade pelo acolhimento de pessoas que vivem em situação de vulnerabilidade existencial. Como aponta a Organização para a Cooperação e Desenvolvimento Econômico (OECD, na sigla em inglês), o fenômeno suicida é "[...] uma evidência, não só de colapso pessoal, mas também de uma deterioração do contexto social em que um indivíduo vive" (OECD, 2014 *apud* Ferreira Júnior, 2015, p. 16).

Quem se propuser a trabalhar com o Programa RAISE será chamado por mim de *raiser*, cujo significado em inglês é "cultivador, facilitador e criador". *O raiser é um cuidador da vida, um facilitador para que o sofrimento seja acolhido e um criador de condições para que as pessoas continuem suas vidas após o suicídio de um ente querido*. Nas palavras do texto que introduz este capítulo, as pessoas "[...] são capazes de olhar pra nós e descobrir o que temos de bonito, mas que, às vezes, costuma ficar escondido por trás daquilo que é precário". Em outras palavras, *raiser* significa o responsável pela ressignificação e pelo acolhimento integrativo do sofrimento existencial de alguém em estado de vulnerabilidade, cujas características bonitas estão escondidas "por trás daquilo que é precário".

A reflexão sobre o Programa RAISE teve início com o resultado da minha pesquisa de pós-doutorado, intitulada *Cuidados e intervenções aos sobreviventes enlutados por suicídios*, sob supervisão de Maria Julia Kovács. Trata-se de uma iniciativa particular, que recebeu interesse de instituições privadas e poderá servir de protocolo para situações de crise provocada por um suicídio.

Segundo Christine Conforti, "As escolas estão despreparadas para incertezas" (informação verbal).[2] Penso que, quando um suicídio acontece no contexto escolar, torna-se representante de uma das maiores incertezas que um ser humano poderia imaginar ter como experiência.

O que acontece atualmente, quando alguns adolescentes direcionam suas energias para se autodestruírem? O que devemos fazer quando acontece um suicídio com um aluno da escola? Como acolher o luto? Quais são as principais atividades a serem realizadas no acolhimento e no cuidado do processo de luto? A escola deverá manter ou suspender suas atividades? A escola deverá dar um dia de luto ou continuar normalmente? Como acolher e confortar? Solicitamos aos adultos atenção para com os sinais de alerta dados por seus filhos e filhas ou não devemos nos intrometer na educação familiar? Quais são as ações que devem ser realizadas para minimizar o impacto da violência das mortes por suicídio nas escolas? Como a sociedade brasileira pode acolher e respeitar aquele que foi impactado direta ou indiretamente por um suicídio?

São várias as questões que surgem e, nesse contexto, consignei neste capítulo minha jornada, militando pela valorização da vida, pelo acolhimento ao sofrimento existencial e pelas compreensões acerca da prevenção e da posvenção do suicídio.

---

[2] Fala proferida na palestra *Competências para o futuro – Habilidades para o século XXI*, no evento ClassUP – Escolas Exponenciais 2019, em 11 abr. 2019.

No âmbito escolar, o Programa RAISE demarca seu início a partir do momento em que reunimos as pessoas envolvidas, ou seja, os sobreviventes: alunos, pais, professores, funcionários, orientadores, coordenadores, diretores e mantenedores, com o intuito de acolher e compartilhar seus sentimentos e pensamentos.

RAISE, em inglês, significa "elevar, levantar". Para mim, é um acrônimo cujas letras indicam uma série de ações destinadas à promoção de *Ressignificações e Acolhimento Integrativo do Sofrimento Existencial.* Os cinco principais objetivos do Programa RAISE são:

- Acolher sobreviventes do luto quando um suicídio acontece e minimizar impactos por meio da posvenção.
- Viabilizar encaminhamentos para pessoas com comportamentos autodestrutivos e em processo de luto por suicídio.
- Habilitar, capacitar e desenvolver educadores, profissionais da saúde e qualquer profissional que desejar cooperar com a prevenção do suicídio, propondo ações preventivas tanto para os comportamentos autodestrutivos quanto para os suicídios.
- Desenvolver ações sociais, educacionais, culturais e de promoção de saúde, bem como cuidados integrativos em relação à temática do suicídio e dos processos autodestrutivos, englobando educação, pesquisa e saúde.
- Servir como protocolo para o trabalho psicoeducativo na prevenção do suicídio, de processos autodestrutivos e no luto por suicídio.

4.1 Etapas do Programa RAISE

Considerando que Shneidman (1993) fala do suicídio como um sofrimento existencial intenso, ou, em suas palavras, "*suicide as psychache*", as quatro etapas do programa são: *acolher* para *cuidar*; *habilitar* para *equilibrar* (Figura 4.1).

As etapas foram lapidadas pela efetivação integral do Programa RAISE no Colégio Bandeirantes, razão pela qual agradeço profundamente a Maria Estela Zanini, coordenadora e professora do Colégio Bandeirantes, que elaborou o cronograma apresentado no Anexo A. Em todas as fases do Programa RAISE, devem ser assegurados o sigilo, a privacidade, a confidencialidade e a não identificação dos participantes, em especial por conta da vulnerabilidade dos envolvidos.

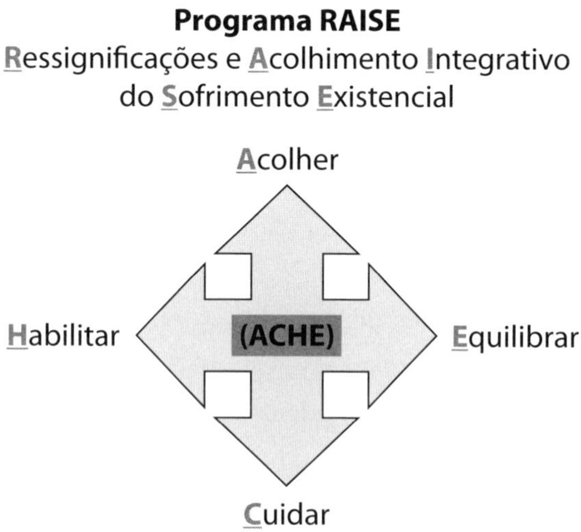

Figura 4.1 – Fases do Programa RAISE.

- Fase 1: **A**colher
  - Acolhe o sofrimento humano por meio de rodas de conversas, palestras e reuniões destinadas a todos os envolvidos da instituição (mantenedores, diretores, coordenadores, orientadores pedagógicos, corpo docente, funcionários, pais e corpo discente).
- Fase 2: **C**uidar
  - Efetiva cuidados integrativos para o sofrimento advindo do processo de luto por suicídio, por meio da ampliação das maneiras de enfrentamento ao luto por suicídio (para posvenção).
  - Efetiva cuidados integrativos para o sofrimento advindo do processo de morrência, por meio da ampliação das maneiras de enfrentamento dos problemas (para prevenção).
  - Busca a ampliação das formas de promoção de saúde, bem-estar e cuidados integrativos.
- Fase 3: **H**abilitar
  - Informa e discute sobre as diferentes compreensões do suicídio e a multifatorialidade das motivações que levam uma pessoa a se matar.
  - Visa ao trabalho psicoeducativo sobre a prevenção e a posvenção do suicídio, enfatizando o manejo do comportamento suicida e o trabalho com enlutados por suicídio.

- Promove palestras, encontros dialógicos, rodas de conversa e debates entre adolescentes, pais e famílias em diversos ambientes, como escolas, empresas, instituições religiosas, equipes de saúde.
- Promove reflexões acerca dos conflitos interpessoais e fortalece o indivíduo para o enfrentamento das adversidades.
- Incentiva a ampliação das formas de gerenciamento das crises existenciais.

- Fase 4: **E**quilibrar
  - Cria e desenvolve lugares de aconselhamento e de acolhimento para que as pessoas em sofrimento possam compartilhar suas dúvidas, percepções, decepções e frustrações.
  - Oferece maneiras de as pessoas em vulnerabilidade procurarem ajuda profissional, como profissionais de saúde que trabalham com o manejo do comportamento suicida e o acolhimento ao processo de luto por suicídio, para apoio psicológico, psiquiátrico e outros tratamentos.

No Programa RAISE, utilizo duas analogias para embasar a ordem das ações e a compreensão dos procedimentos quando o suicídio acontece: "máscara de oxigênio do avião" e "remoção dos escombros".

4.2 Analogia da máscara de oxigênio do avião

Uma das características levantadas no processo de luto por suicídio inclui maior preocupação com outros do que consigo mesmo. Alguns enlutados apresentaram dificuldades envolvendo preocupações com familiares e amigos.

Como fui um ponto de apoio e ordenação para todos os envolvidos, muitas vezes tive que manter a cabeça no lugar, porque todos os outros já tinham perdido. [Daniela, sobrevivente dos suicídios do vizinho e da mãe]

Eu preservei os meus filhos dessa história o quanto eu pude. Eu nunca contei para eles. Eu vim a contar para os meus filhos que o meu pai tinha se suicidado recentemente [...]. E eu contei para eles há um ano, dois no máximo. Porque, um dia, eu não saberia te dizer o porquê, eu contei para eles. Mas eu sempre preservei meus filhos muito dessa loucura, pois eu tinha muito medo que eles ficassem loucos. Isso também foi uma fantasia horrorosa que passou durante anos na minha cabeça. [Julia, sobrevivente do suicídio do pai]

A partir desses relatos, compreendi o estresse do enlutado, que, além de ter de cuidar de si mesmo, sente-se na obrigação de direcionar sua atenção aos demais membros de sua família, pois tem preocupação com o sofrimento de outros.

É comum a ideia de que devemos nos mostrar fortes quando lideramos uma instituição, quando somos professores e temos uma classe com várias crianças e adolescentes, ou quando somos adultos e temos de lidar com pessoas mais novas.

No entanto, é impossível, em uma situação como o suicídio, ficar ileso ao impacto ou não ser tocado pela impotência. Dessa forma, acredito que, no contexto escolar, as primeiras ações devam ser direcionadas aos mantenedores, diretores, coordenadores, professores e funcionários, utilizando a analogia da máscara de oxigênio do avião.

Justifico a sequência da ordem das pessoas beneficiadas pelo RAISE, pois a instrução que recebemos dentro do avião, em relação ao uso da máscara de oxigênio, é para que primeiro o adulto (ou responsável) coloque a máscara em si e, depois, nos demais em vulnerabilidade. É preciso fortalecer primeiro quem lidera, para que se torne um farol que guiará outros durante a escuridão. Nesse sentido, acredito que é cuidando de nós mesmos que podemos cuidar do outro. Portanto, a sequência de trabalhos é iniciada pelos mantenedores, diretores, coordenadores, professores e funcionários, e, depois, com os pais e com o corpo discente.

4.3 Analogia da remoção dos escombros

Durante a fase em que adoeci pela inflamação cerebral, na qual perdi parcialmente os movimentos e a memória, esquecendo-me da ordenação alfabética e da sequência dos meses, tive a experiência do momento de maior impotência em minha vida. Penso que não foi por acaso que meu adoecimento aconteceu quando estudava sobre os cuidados com o enlutado por suicídio. Concluí que, da mesma maneira que vivi uma experiência de impotência, os enlutados por suicídio a tiveram também. Nessa direção, lembro-me de algo que me ajudou muito a suportar o caos.

Exigia-me demasiadamente a recobrar minhas forças para retornar às atividades pelas quais eu era responsável antes de adoecer. Ficava frustrada por tremer muito e por me sentir constantemente impossibilitada. Lembro-me de quando regressei pela primeira vez à USP, no dia 5 de maio de 2015, em uma aula aberta – "O SUS em debate", com a Monja Coen Roshi, no Instituto de Psicologia, e apresento a descrição da experiência a seguir:

> A ampliação de *awareness* da importância de que levaria muito tempo para me reconstruir, pois percebi que não estava recuperada, mas sim que ainda estava em recuperação e recolhendo meus escombros existenciais, se deu quando Monja Coen (2015b), em uma palestra que proferiu sobre "sofrimento e dor", perguntou para o público que a assistia:
>
> Monja Coen: Vocês acham que depois do *tsunami*, o Japão já está se reconstruindo?
>
> Todos falaram que sim. Ao que ela disse: "Não. Os japoneses não estão reconstruindo ainda nada, pois estão tirando os escombros".
>
> Dei-me conta que, em menores proporções, eu também estou retirando os escombros do meu *tsunami* existencial e que deverei ser paciente e disciplinada, assim como os japoneses, para que minha recuperação aconteça de maneira gradual. Toda reconstrução requer deixar para trás os dejetos e materiais não mais necessários e recolher somente aquilo que poderá agregar. (Fukumitsu, 2016, p. 315)

Com a fala da Monja Coen Roshi, tornei-me *aware* de que deveria ser generosa comigo mesma, afinal, tivera uma experiência avassaladora que quase havia me levado dessa vida. Identifiquei que deveria ter compaixão, para que pudesse me reconstruir como eu podia, e assim meu coração foi apaziguado. Dei-me conta de que nunca mais conseguiria ser a mesma pessoa que eu era antes de adoecer. Parece acontecer da mesma maneira com os enlutados: nunca mais serão os mesmos depois de um suicídio. É o que Margarete, sobrevivente do suicídio de sua sogra, disse: *"Foi um divisor de águas para mim, pois, antes, era uma pessoa mais leve, uma pessoa que tinha menos medos"*.

O enlutado por suicídio sofre sobrecarga, colapso, choque e tem dúvidas se poderá continuar a vida mesmo quando parece já ter assimilado que a morte aconteceu de fato e que a pessoa nunca mais retornará. A primeira consideração a fazer é o convite para que possa ser generoso consigo mesmo, pois, para caminhar em sua trajetória de resgate e de retirada dos escombros, não poderá se exigir demasiadamente, apressando seus processos. É preciso olharmos para o sofrimento generosamente.

4.4 Fases da prática do RAISER

Dependendo do escopo do propósito do trabalho a ser desenvolvido, o que se altera é a ordem das ações, a saber:

- Para o trabalho de posvenção (após um suicídio acontecer), as fases seguem a ordem da analogia da máscara de oxigênio do avião: acolher para cuidar; habilitar para equilibrar.

- Para o trabalho de prevenção do suicídio, seguimos a ordem: habilitar *para* equilibrar; acolher *para* cuidar.

A sugestão é que todas as ações tomadas quando um suicídio se consumar sejam as mesmas quando acontecer outra morte, mesmo que não seja por suicídio, para evitar a ideia de que o suicídio recebe mais "vantagens" do que outros tipos de morte.

4.4.1 Acolher para Cuidar

A fase "acolher para cuidar" foi elaborada para fornecer proposições para acolhimento e gerenciamento de crises, e para cuidar do sofrimento existencial no âmbito escolar, quando um suicídio acontece.

Toda e qualquer manifestação de cuidado no momento de luto é importante. Dessa forma, deve-se, nessa fase, abrir espaços de conversa em pequenos grupos, nos quais os jovens possam expressar seus sentimentos e discutir o processo de luto. Além disso, é importante buscar, na medida do possível, a ajuda de especialistas capacitados.

Em uma das entrevistas, fui questionada se poderíamos dizer que o suicídio é o novo mal do século, principalmente quando vemos os dados apontados pela Organização Mundial da Saúde, de que, a cada 40 segundos, uma pessoa tira a própria vida no mundo (Nações Unidas Brasil, 2016). Respondi que não, pois acreditava que "o novo mal do século" é a falta de acolhimento ao sofrimento humano. E, como assinalado em estudo anterior, "O acolhimento é uma conquista da relação entre os seres humanos para que se possa auxiliar a pessoa na construção da tríade respeito, autonomia e dignidade" (Fukumitsu, 2018b, p. 112).

O significado de *acolher*, segundo o *Dicionário Priberam da Língua Portuguesa*, é: "1. Receber em sua casa; recolher; 2. *Receber com agrado*; 3. Recolher-se, refugiar-se" (Acolher, 2008-2013, grifo nosso). Gosto muito da segunda definição apresentada, porque, em um piscar de olhos, a experiência gélida do suicídio entra na vida da pessoa, sem nenhuma permissão, e é necessário que o *raiser* possa "receber com agrado" o enlutado para sua nova travessia, em que vive a desagradável experiência de ser impactado por suicídio. Conforme o mesmo dicionário, um dos significados do verbo *cuidar* é "3. Interessar-se por; trabalhar" (Cuidar, 2008-2013). Sendo assim, a fase "acolher para cuidar" implica receber com agrado quem nos interessa, o enlutado, e trabalhar pela amenização do seu sofrimento existencial.

> *Qual é a forma de tentar acolher essas pessoas? É no hospital, é no velório? Aonde o enlutado por suicídio buscará as pessoas que poderão acolhê-lo? E como emprestar esse ouvido naquele momento de dor? É alguém da família que deve oferecer ajuda? Ou deve-se esperar que venha, continuar esperando que a pessoa busque? Minha sogra não buscou até hoje, entende? Então, eu não sei. [...]. Obrigada a você [referindo-se à pesquisadora] por ouvir. É difícil e talvez por isso seja difícil ver e encarar o suicídio de frente.* [Emi, sobrevivente dos suicídios do avô e do cunhado]

Por acreditar que o trabalho de acolhimento para cuidar deva ser sedimentado por vínculos afetivos já construídos, o *raiser* deverá habilitar os orientadores pedagógicos e o corpo docente para serem os facilitadores, ou seja, "aqueles que facilitam que as dores sejam acolhidas e amenizadas". Cuidar é arte que envolve reciprocidade e atenção às necessidades do outro. Ressalto a importância de não ajudarmos à nossa maneira, e sim à maneira como a pessoa se sentirá à vontade. Portanto,

> Não seja um cuidador "medíocre".
> Quer ajudar e cuidar? Pergunte então...
> Não fique no "achismo" de imaginar que está cuidando sem que a pessoa queira ou peça ajuda.
> Não vá fazendo as coisas a seu modo. Fazendo pelo outro, você tira a possibilidade de a pessoa criar ou descobrir novas possibilidades.
> Quer ajudar? Pergunte COMO a pessoa deseja ser ajudada.
> Quer cuidar? Pergunte COMO a pessoa precisa ser cuidada. (Fukumitsu, 2016, p. 146)

Para Franco e Polido (2014), a principal função dos vínculos afetivos é a proteção, e são tais vínculos que determinarão a maneira como as pessoas vão enfrentar o mundo após sofrerem uma perda traumática.

O vínculo que é rompido quando o outro se mata pode provocar sensações de desespero, de "ficar sem chão e sem rumo" e de abandono, pois a pessoa em luto foi retirada do mundo que, até então, lhe era familiar. Desse modo, ao ser acolhida e cuidada no seu sofrimento, a pessoa identifica que é importante atravessar a dor para sair dela e que pode contar com o auxílio de grupos de pertencimento. Nessa direção, a linguagem do acolhimento e do cuidado deve ser sedimentada com base no amor, na generosidade, no respeito e, acima de tudo, na compaixão.

> Cuidar não é uma ação casual ou emergencial. É regar permanentemente com os ingredientes que fazem desta vida um campo de possibilidades valiosas. Cuidar é estar permanentemente de prontidão. A morte no suicídio não acontece num instante, mas vai se constituindo paulatinamente. Cuidar significa voltar-se para acalentar, interessar-se pela Terra e pela humanidade. (Cavalieri, 2009, p. 185)

No âmbito escolar, o acolhimento do sofrimento causado pelo suicídio demanda a ampliação de modalidades de enfrentamento do impacto do suicídio e o desenvolvimento de autocuidados e de cuidados integrativos. O principal objetivo dessas atividades é oportunizar o acolhimento, o amparo e os cuidados necessários para que o processo de luto possa ser vivido concomitantemente à retomada de algumas atividades educacionais.

Reiterando o que já foi contemplado em capítulos anteriores, o maior sofrimento provocado por um suicídio são os sentimentos confusos que emergem e que necessitam de uma atmosfera de acolhimento e de conhecimento a respeito do que se fazer quando o inesperado nos atinge.

Cain (2002 *apud* Flexhaug e Yazganoglu, 2008) aborda a maneira como se deve acolher uma pessoa impactada pelo suicídio e salienta a importância de a comunicação "ser um processo e não um evento" (p. 22, tradução nossa). Endosso a afirmativa de Cain e acredito que o *raiser* deve se tornar o facilitador para que o processo de comunicação possa ser reinstaurado, buscando a autorregulação do enlutado. Dessa forma, a comunicação será estimulada por meio de rodas de conversa com todos os envolvidos e de atendimentos individualizados ou grupais.

Na fase inicial da crise ou no retorno às aulas pós-suicídio, será preciso que a escola efetive o acolhimento dos alunos em todas as turmas, sobretudo na sala do aluno que morreu. O *raiser* poderá ser tanto o professor que assume a primeira aula do dia quanto o orientador pedagógico. A postura principal do *raiser* é a escuta empática e respeitosa.

As estratégias de acolhimento implicam o apoio mútuo, que representa um fator positivo nesse momento de crise. O cuidado entre as pessoas sustentará a proteção necessária entre elas, sobretudo quando houver acusações e culpabilizações.

Como mencionado por Fine (2018, p. 45), "A culpa preenche todos os aspectos do processo de cura do sobrevivente". Todavia, embora seja a culpa um dos sentimentos mais comuns no processo de luto por suicídio, a lembrança de que "ninguém tem culpa por um suicídio acontecer" e de que "a verdade foi embora com aquele que se matou" é fundamental quando um suicídio acontece.

> É importante que a família e outras pessoas próximo ao suicida saibam que ninguém é onipotente e onisciente, que nem sempre é possível prever o ato e tomar medidas adequadas. Não raro, o próprio paciente, futuro suicida, provocou os sentimentos de desesperança e rejeição que seu ambiente tem por ele. (Cassorla, 2017, p. 104-105)

É necessário legitimar os sentimentos e os pensamentos da pessoa enlutada por suicídio, evitando dizer "Não sinta culpa", mas, sim, perguntar "Do que se culpa?", escutando as possíveis ações que a pessoa poderia ter feito para evitar que o suicídio acontecesse. Nesse sentido, o *raiser* poderá dizer: "É comum sentir culpa nesse momento, mas o suicídio é um ato de responsabilidade exclusiva da pessoa que se matou"; "Se soubesse que o desfecho seria esse, você não acha que teria feito tudo diferente?".

Principais ações a tomar após um suicídio

Ressalto que as ações a serem realizadas quando um suicídio acontece no contexto escolar devem ser pensadas caso a caso. No entanto, apresento um resumo da prática do acolhimento e do cuidado.

- *Contatar a família do aluno que tentou suicídio ou que teve a morte consumada por suicídio*: o contato com os pais/responsáveis de quem se matou deve ser feito por telefone ou pessoalmente pelo mantenedor, diretor ou coordenador da escola, que oferecerá apoio à família. Além disso, será preciso que a direção ou a coordenação da escola se disponibilize a ouvir os pais e os parentes do(a) aluno(a) que se matou. A escuta deve ser acolhedora e sem julgamentos, não tentando defender a escola e/ou a instituição. Nessa conversa, a coordenação precisará garantir que as imagens do aluno e da família serão respeitadas acima de tudo e poderá se prontificar a se encarregar das demais providências que auxiliem a família (por exemplo, divulgar as informações de onde acontecerão o velório e o enterro).

- *Verificar a preferência de conduta da escola frente ao suicídio*: é importante que o *raiser* alinhe se o colégio deseja reconhecer o suicídio ou se prefere omitir. Caso a opção seja a de omitir, é importante frisar que o sofrimento acolhido tem chances de ser elaborado, mas o sofrimento negado poderá provocar perturbação, pois é impossível fingir, negar ou acobertar uma situação que está escancarada. Será necessário, portanto, investigar as razões pelas quais a escola teme não reconhecer o suicídio, respeitando e acolhendo as fantasias dos mantenedores, diretores e coordenadores.
- *Alinhar com a família o que será dito*: apesar de não ser exigida a permissão parental ou familiar para liberar a informação relativa à morte, uma vez que se trata de uma informação pública, a escola deve alinhar com a família como compartilhar sobre a morte por suicídio. É importante – se possível, alinhado com a família – criar uma história com uma narrativa comum, que deve ser direta e objetiva. O propósito principal da narrativa comum é evitar más interpretações a respeito do suicídio. Assim, é possível favorecer o acolhimento dizendo que serão respeitadas as decisões e direções tomadas pelas famílias para cada caso.
- *Elaborar comunicação*: se a família e a escola optarem por tornar público o suicídio, elaborar comunicação em forma de carta endereçada aos familiares e aos alunos, para

informar a tentativa de suicídio ou a morte consumada por suicídio. O objetivo é que a carta circule em vários grupos de pais, pois confirma a atitude mais prudente a se tomar, que é lidar com o assunto com transparência e respeito. Se a escola se posicionar sobre a morte por suicídio perante a sociedade, é possível conquistar um grau de envolvimento de todos. Não devemos incluir o nome completo do aluno implicado, nem indicar o ano em que estava, para evitar exposição dos alunos e das famílias (Anexo B). A carta poderá abordar os seguintes assuntos:

- Confirmação do suicídio do aluno, lamentando a morte.
- No caso de dois ou mais suicídios subsequentes, esclarecer que, embora as mortes tenham acontecido por suicídio, devem ser compreendidas de forma singular, e que as possíveis motivações que levaram às mortes dizem respeito a uma diferente multifatorialidade de motivações para cada história, evitando, assim, a ideia de suicídio por contágio.
- Não informar detalhes mórbidos, como o método ou a maneira como aconteceu o suicídio.
- Indicar que a escola, além de estar preocupada com o acolhimento ao luto, contratou um(a) especialista em prevenção do suicídio e luto por suicídio para o momento de crise e de sofrimento, com o objetivo de acolher pais, alunos e funcionários com atividades (rodas de conversa, encontros dialógicos, reuniões, palestras, *workshops*) para reflexões sobre maneiras de enfrentamento das adversidades.

- *Sobre a notícia do suicídio*: é recomendável que os alunos sejam dispensados e que o coordenador ou o orientador pedagógico compareça em todas as turmas da instituição, falando sobre o ocorrido e oferecendo apoio.
- *Sobre a dispensa dos alunos*: sugere-se dispensa de um dia para *todos os tipos de morte*. Quando uma morte de aluno acontecer, é recomendável que os pais ou responsáveis dos colegas da sala sejam avisados e que possam buscar seus filhos na escola. Antes da dispensa, é necessário que se informe o motivo pelo qual os alunos estão sendo dispensados, dizendo, por exemplo: "*Infelizmente, um dos nossos alunos morreu, e vocês serão dispensados por um dia*". Caso os colegas questionem a maneira como se deu a morte e esta tenha sido por suicídio, a coordenação poderá dizer: "*Infelizmente, foi por suicídio, mas quero ressaltar que a verdade sobre as motivações para esse ato extremo foi embora com quem morreu, pois é impossível saber exatamente o que a pessoa pensava ou sentia no momento de sua morte*". Além disso, a coordenação deverá orientar os professores e os funcionários a ficarem próximos dos amigos e dos colegas de sala do aluno que se suicidou, devendo dar a eles atenção especial e acolher quem estiver mais sensibilizado pela notícia. Levar caixas de lenço de papel e deixá-las próximo das pessoas.
- *No dia da dispensa, realizar atividade com diretores, coordenadores, orientadores e professores*: o início desse trabalho deve seguir a ordem da analogia da máscara de oxigênio do avião, reunindo essas pessoas com o objetivo de conversar

sobre os impactos do suicídio para elas. Todos os colaboradores da instituição deverão ser convidados, pois a proposta principal é de acolhimento e cuidado. Saliento a importância de os colaboradores da instituição serem os primeiros a receber acolhimento de seus próprios sentimentos e pensamentos. Explicar a eles que a estratégia é primeiramente fortalecê-los para que possam oferecer acolhimento e cuidado a outras pessoas. Nesse sentido, a prática seguirá a recomendação de, por estarem todos em "carne viva", em um primeiro momento, apenas tirarem os escombros e se resgatarem.

- *Como acolher o impacto do suicídio*: uma vez informado o suicídio, a tendência é que todos fiquem assustados. É comum, em casos de suicídio, que pais e parentes se sintam desesperados e desamparados, e que procurem a escola para tentar compreender o que está acontecendo. Para evitar que todos se dirijam pessoalmente à escola, deve-se designar um profissional exclusivamente para responder aos pais e à mídia. As perguntas dos pais devem ser respondidas por contato telefônico e/ou por notificações por escrito, como *e-mail* ou aplicativos de mensagens.
- *Como lidar com a mídia*: ao ser procurada pela mídia para falar sobre o(s) caso(s) de suicídio, informar aos jornalistas que a fala será direcionada apenas para o trabalho de posvenção, ou seja, o que está sendo realizado durante esse período de caos, evitando mencionar os nomes dos alunos, dizendo que não se sente autorizado(a) a expor

o(s) caso(s) em questão. Além disso, a escola deverá assegurar para a sociedade que oferecerá amparo a todos os envolvidos da instituição, para que possam realizar a travessia do enfrentamento do luto.

- *Sobre a preservação da imagem do aluno que morreu e da sua família*: quando o assunto é preservação de imagem, digo a frase: "Quem está longe julga e quem está perto compreende" (Fukumitsu, 2012c, p. 70), pois acredito que o suicídio já é destrutivo o suficiente; portanto, qualquer tipo de comentário infeliz é desnecessário. Dessa forma, deve-se orientar para que nenhuma imagem ou vídeo seja compartilhado, a fim de preservar a vítima, bem como seu entorno (familiares e amigos). O *raiser* deverá auxiliar na preservação da imagem de quem se matou para proteger a família de quaisquer ataques, acusações, difamações, explicações simplistas e comentários inconvenientes ou ofensivos. Além disso, deve alertar que a escola e os enlutados se sentirão julgados, difamados e ouvirão comentários caluniosos, sendo necessário "filtrar" o que ouvirem.
- *Facilitar a comunicação do grupo de crise da escola*: deve-se criar um grupo de crise, composto pela coordenação pedagógica, pelos orientadores educacionais e pelos professores, com o objetivo de orientar e encaminhar as situações de crise, bem como acolher os alunos em vulnerabilidade. Programar reuniões com o grupo de crise e agendar supervisão para tratar das principais dificuldades com alunos que apresentem comportamentos

autodestrutivos. Sugiro a criação de um grupo em aplicativo de mensagens para que seja possível discutir as ações e os tipos de abordagens.

- *Retomar as atividades escolares*: o retorno às atividades deve ser mantido, porém, com o "efeito sentinela", termo aprendido com Edson Roberto Vieira de Souza, gestor do Centro de Atenção Psicossocial (CAPS) Adulto II, na cidade de São Paulo, identificando pessoas em vulnerabilidade e luto complicado. Nesse sentido, deve-se explicar que as aulas continuarão normalmente, mas que a equipe pedagógica compreenderá momentos de emoção, não exigindo que alunos permaneçam em sala de aula.
- *Como acolher os alunos*: designar uma pessoa para atender individualmente os alunos em vulnerabilidade, quando precisarem, indicando a todos quem será essa pessoa e o local onde poderá ser encontrada. Ao longo do dia de retorno pós-suicídio, a equipe deverá ofertar acolhimento, aconselhamento e discussão, para auxiliar na elaboração do luto. Manter acompanhamento semanal dos alunos em vulnerabilidade e, em caso de necessidade, acionar o grupo de crise da escola.
- *Identificar, acolher e encaminhar pessoas em vulnerabilidade*: é importante que a equipe escolar conheça os principais sinais de alerta de vulnerabilidade, para ficar atenta aos comportamentos autodestrutivos, como baixo rendimento escolar, mudança abrupta de comportamento, isolamento, irritabilidade, oscilações de humor, automutilação,

ansiedade, depressão etc. Nesses casos, encaminhar a pessoa em vulnerabilidade para os serviços de apoio particular (lista de profissionais habilitados pelo Programa RAISE, disponível em http://karinafukumitsu.com.br/newpage2) e comunitário. Além disso, é importante divulgar o CVV – Centro de Valorização da Vida (telefone 188 ou https://www.cvv.org.br). Nos casos de pessoas em acompanhamento psiquiátrico, sugere-se que a escola solicite declaração para os profissionais, psicólogo e psiquiatra, de que estão cientes das ideações suicidas e/ou do comportamento autodestrutivo.

- *Levantar as principais estratégias para acolhimento*: por exemplo, durante o período de provas, escrever no quadro: "Você não é sua nota"; ou rever o cronograma de provas, com alternância de disciplinas ou de provas uma atrás da outra, o que aumenta a pressão.
- *Enviar mensagem quando fizer um mês da morte do aluno*: em qualquer situação de morte, é recomendável que o colégio envie mensagem, por exemplo: "Estamos com você, em carinho e apoio"; "Hoje deve estar sendo um dia cujas lembranças provocam dor. Por isso, enviamos um grande abraço no seu coração".

Outra prática do *raiser* será a orientação para que os alunos avisem quando perceberem que algum colega não está bem ou quando receberem ou virem quaisquer mensagens, postagens ou fotos indicando que a pessoa quer se matar ou que está em intenso sofrimento. Assim, os alunos também ajudam o grupo de crise a identificar e encaminhar aqueles que podem estar em vulnerabilidade.

É comum o sentimento de que estão traindo quando avisam sobre postagens e mensagens e, nessa situação, menciono a advertência da American Association of Suicidology de que *é melhor você ter um amigo bravo com você do que ter um amigo morto*. Nesse sentido, sempre que for identificado um aluno em vulnerabilidade, a escola deverá entrar em contato com os responsáveis e com os profissionais que cuidam do jovem, como psiquiatra ou psicoterapeuta, para informar sobre a sua preocupação.

Em suma, quando estiverem assustados e preocupados com a situação de algum colega de classe, os amigos devem ser orientados a procurar o orientador educacional para expressar suas apreensões. O orientador, então, informa a coordenação, que deverá estar a par das próximas ações, para compartilhar a preocupação do colégio. Durante a conversa com os responsáveis, é importante mostrar os recados e as mensagens trocados entre o aluno e alguns amigos, os desenhos e os comentários em suas redes sociais, a fim de respaldar a preocupação.

Como acolher os pais dos alunos

Como já destacado, é recomendável que a escola designe uma pessoa para atender individualmente os pais/responsáveis e esclareça que será realizada uma atividade com especialista em prevenção e posvenção do suicídio, para acolher suas preocupações.

Nas reuniões com os pais, abordar as formas de identificar as necessidades dos jovens, os sinais de alerta, o que pode ser feito para ajudá-los, o papel da escola em situação de crise e as possibilidades de encaminhamento para ajuda profissional aos pais que procurarem apoio.

A ação poderá ser realizada por meio de palestras e rodas de conversa, e envolvem:

- apresentar o objetivo do Programa RAISE, que é fazer com que todos os enlutados recebam acolhimento e cuidado concomitantemente;
- justificar as analogias da máscara de oxigênio do avião e da remoção dos escombros;
- esclarecer que seus filhos foram acolhidos pelos professores e/ou orientadores pedagógicos logo após o suicídio acontecer, pois estes já faziam parte dos vínculos dos alunos, e que preferimos evitar que alguém estranho (no caso, o profissional contratado pelo programa) entrasse durante o "*tsunami*" para realizar um trabalho com eles;
- mostrar compreensão respeitosa sobre o suicídio, apresentando os fatores de risco e os sinais de alerta do comportamento suicida;
- abordar alguns aspectos fundamentais: a maneira como os adultos podem acolher as necessidades emocionais dos adolescentes; as dificuldades advindas do rompimento de vínculos quando ocorre um suicídio; a necessidade de tempo para que a ferida seja cicatrizada; as culpabilizações e as acusações; a compreensão dos processos autodestrutivos, incluindo automutilação e adoecimentos durante a adolescência;

- responder perguntas e dúvidas, acolher as preocupações e ouvir as sugestões de estratégias de acolhimento dos pais;
- explicar a necessidade de o colégio saber o que se passa na vida do aluno em vulnerabilidade, inclusive se esse aluno apresenta algum transtorno mental, ou saber se o aluno está experienciando algum problema. É importante reforçar que a escola precisa ter essas informações não para expor o aluno em questão, e sim para direcionar suas ações. São pessoas que apresentam vulnerabilidade: indivíduos com transtornos mentais; que apresentam automutilação; que tiveram tentativas prévias de suicídio; que mostram dependência de drogas e de álcool; que têm adoecimento crônico; LGBTIs; imigrantes etc.

Como acolher os alunos

Conforme já destacado, a ordem de ações do Programa RAISE favorece que o processo de luto dos alunos já tenha sido acolhido pelos orientadores pedagógicos ou pelos professores, que já terão realizado as rodas de conversa, nas quais o pedido é para que os alunos possam pensar na melhor maneira de lidar com a ausência do colega de sala, concretizada na carteira vazia, e como desejam (se desejam) modificar o ambiente da sala de aula.

O *raiser* precisará compreender que, embora tenha se passado certo tempo, alguns alunos ainda podem estar sensibilizados e impactados pelo suicídio, e muitos deles trarão culpa, vergonha e a sensação de que deveriam ter feito algo diferente. Além disso, é provável que a busca por explicações persista e que os alunos ainda estejam indecisos sobre o que fazer com a carteira do aluno que se matou, ou ainda digerindo a confusão, o torpor, o caos e a impotência sentidos.

Nesse contexto, o *raiser* deverá dar aos alunos a oportunidade de expressarem seus sentimentos. "Quais são os seus sentimentos neste momento?"; ou "Como posso ajudá-los?" – são perguntas a serem feitas nesses casos. Contudo, há aqueles que não desejam mais falar sobre a morte e que devem ser respeitados. O *raiser* poderá dizer que o objetivo é falar sobre a necessidade de acolhimento de sentimentos inóspitos e, assim que acolher os mais sensibilizados, iniciar discussão sobre fortalecimento, ampliação de estratégias de enfrentamento e valorização da vida. Assim, nesses encontros com alunos, o *raiser* poderá:

- acolher as emoções e se aproximar dos mais vulneráveis, oferecendo apoio e escuta;
- valorizar a expressão dos sentimentos, principalmente os inóspitos, por exemplo, raiva de quem se matou, culpa, tristeza;
- apresentar compreensões sobre suicídios, incluindo informações sobre os sinais de alerta do comportamento suicida;
- apresentar compreensões sobre o processo de luto por suicídio e antecipar alguns sentimentos possíveis, como

sentir-se triste, culpado, ansioso, solitário, e que se pode até sentir dor física;

- reforçar que, após a ocorrência do suicídio, ninguém será mais o mesmo, que cada um se enluta à sua maneira e que o mais importante é que possam reconhecer, acolher e comunicar seus sentimentos;
- discutir sobre possíveis abordagens quando alguém se encontra em situação de vulnerabilidade;
- incentivar, apoiar e viabilizar as iniciativas e os rituais de despedida de quem se matou, por parte do colegiado e do corpo discente, principalmente dos "melhores amigos" da pessoa que se suicidou (por exemplo, todos irem de preto). As iniciativas entre os alunos deverão ser apoiadas. O *raiser* deverá registrar as propostas de rituais, alinhando as expectativas, dizendo que levará todas as propostas para a coordenação e para a equipe pedagógica;
- apresentar considerações de ampliação de possibilidades de enfrentamento de adversidades, valorização da vida, aspectos sobre cuidado, expectativas e frustrações, flexibilização de formas de perceber as situações, aspectos motivacionais para fortalecimento de ser quem se é.

Para sintetizar essa fase, saliento que os melhores antídotos para o sofrimento são o acolhimento, o cuidado consigo mesmo e com o outro, e, sobretudo, o amor, para deixar que a luz entre em momentos de escuridão.

4.4.2 Habilitar para Equilibrar

Incluo a seguir algumas frases que, na opinião de vários profissionais de saúde, não devem ser ditas a alguém com depressão. Trata-se de algo que identifico como precioso para a fase "habilitar":

> Não diga: "Você precisa procurar ajuda". Prefira: "Posso te ajudar a buscar ajuda especializada? Eu vou com você!".
> [...]
> Não diga: "Como isso foi acontecer com você?". Prefira: "Poderia acontecer com qualquer pessoa".
> [...]
> Não diga: "Até quando você vai ficar assim?". Prefira: "Nós vamos ajudá-lo pelo tempo que for preciso, até você melhorar".
> [...]
> Não diga: "Por que você não sai dessa cama e vai se distrair?". Prefira: "Vou abrir as suas janelas para entrar sol".
> [...]
> Não diga: "Ah, para, as coisas não estão tão ruins assim!". Prefira: "Eu imagino que não deva estar sendo fácil para você".
> [...]
> Não diga: "Você tem que se esforçar". Prefira: "Vamos enfrentar isso juntos!".
> [...]
> Não diga: "Eu não te reconheço mais". Prefira: "É uma questão de tempo para você voltar a ser como era antes".
> [...]

> Não diga: "Você tem que ter fé na cura". Prefira: "Sua fé pode ajudar, mas vamos buscar ajuda profissional também". (Prado e Oliveira, 2017)

Acredito que o trabalho psicoeducativo seja uma das principais ações preventivas e de acolhimento ao suicídio, para habilitar profissionais de saúde, familiares e cuidadores a identificarem sinais de risco e fatores predisponentes e precipitantes. Nesse sentido, a fase "habilitar" inclui a oferta da compreensão respeitosa sobre os suicídios e sobre as motivações que levam uma pessoa a preferir a morte à vida. Saber o que fazer ou como trabalhar preventivamente com os suicídios e após um suicídio acontecer é preocupação primeira da fase "habilitar". As ações para habilitar incluem rodas de conversa, palestras, debates, encontros dialógicos, *workshops* e cursos.

Um dos significados do verbo *habilitar* é "2. Tornar hábil ou apto a" (Habilitar, 2008-2013). Acredito que todos podemos nos tornar aptos, principalmente para transformar nossas dores em superação. Perls, F. S. (1977) ensina que "[...] a palavra responsabilidade pode ser também *habilidade de responder*: de ter pensamentos, reações, emoções numa determinada situação" (p. 96, grifo do autor). Dependendo da maneira como enfrentamos as perdas, receberemos punições ou lições.

> Em outras palavras, é pelas perdas que paramos e nos damos a chance de reavaliar nossos passos; de olhar para nossa condição existencial na qual o viver implica em compreender que somos finitos. Compreender é liberar energia para outras necessidades. Ao contrário do que muitas pessoas pensam, reflito nas perdas a melhor possibilidade

> de transcender. Ou seja, é na situação advinda do luto que deparo com as minhas maiores dificuldades. Dessa forma, é a partir dessas mesmas dificuldades que descubro e procuro caminhos de quem sou e de como lido com aspectos de minha vida. (Fukumitsu, 2012c, p. 89)

Kovács (2018) afirma que

> É importante que o País, nas suas diversas instituições de saúde, constitua um corpo de profissionais que possa coordenar as propostas de cuidados à população com sofrimento existencial nas suas necessidades específicas.

Dessa forma, os propósitos de habilitar se destinam à formação, à capacitação e ao desenvolvimento de profissionais para o gerenciamento de crises decorrentes dos processos autodestrutivos, bem como dos processos de luto por suicídio.

A habilitação inclui orientação sobre conduta em relação ao comportamento suicida e quando uma tentativa de suicídio acontece; discussão sobre a falta de acolhimento dos sentimentos inóspitos; reflexão sobre os fatores de proteção, abordando compreensões das formas de enfrentamento para aquisição de qualidade de vida e do bem-estar; assistência, educação e pesquisa, sobretudo nas instituições de educação e de saúde; e identificação de pessoas em vulnerabilidade existencial.

Durante esses últimos anos, recebi vários pedidos de escolas em busca de orientação sobre o jogo *Baleia Azul*, da série *13 Reasons Why* [*Os 13 Porquês*, em tradução livre]; o grupo The H4ters e o "Desafio da Momo". Trata-se de coisas que provocaram uma mobilização coletiva de torpor, terror e de não se saber o que fazer diante de tarefas autodestrutivas que direcionam ao suicídio. Quando uma pessoa apresenta episódios de estado emocional abalado, manifestando em diversos momentos a vontade de se matar, expressando e verbalizando ideações suicidas, é comum que tais comportamentos provoquem alarde, e devem mesmo provocar, pois, assim, podemos destinar ações para o cuidado e para a busca de capacitação.

Penso que, se adotarmos uma conduta ansiosa, desesperada e sem empatia, que entre em consonância com a ansiedade e o desespero daquele que pensa em se matar, não conseguiremos nos colocar a serviço de sermos uma referência oposta, que funcione como farol para a pessoa que está em escuridão.

O que fazer diante do comportamento suicida?

Quando alguém compartilha seu desejo de morrer, a primeira coisa que faço é agradecer à pessoa por compartilhar seu maior segredo, provocado pelo desespero de um sofrimento que parece não cessar. Eu digo à pessoa: "*Agradeço por compartilhar algo que parece ser precioso para você. O fato de compartilhar comigo sua dor e sua vontade de dar fim à sua existência talvez seja um sinal de que veja em mim uma pessoa que pode tentar ajudar você a encontrar outras saídas para o seu sofrimento. Vamos tentar descobrir juntos outros caminhos?*".

É comum eu ser questionada pela pessoa em intenso sofrimento se acredito que ela encontrará outra maneira de lidar com seu problema. Respondo que emprestarei a minha esperança até que ela resgate a sua; no entanto, será preciso que ela não pule do barco antes de encontrarmos uma saída. Assim, deixo claro que, se ela me der a possibilidade de acompanhá-la, tentaremos juntas. Acrescento que confio que a situação passará e que, se ela compartilhou comigo seu problema, deu-me o direito de estar com ela.

Há vezes em que também falo que não tenho a mínima ideia do que fazer em relação ao problema, mas que quero encontrar, com a pessoa em sofrimento, uma maneira de lidarmos juntas com a situação. Coloco-me, portanto, no solo da afetividade e faço um pacto de vida com a pessoa, para que ela "não pule do barco" antes de tentarmos algo diferente para lidar com sua dor. Insisto e brinco dizendo: *"Ninguém mandou você me contar. Agora, eu não desgrudo de você, a não ser que você queira, considerando que, se você se matar, eu não irei junto. Não me matarei também, porque tenho minhas escolhas. Isso não quer dizer que eu esteja julgando você. Isso quer dizer que temos escolhas diferentes. Mas, você compartilhou comigo sua vontade de se matar, e nós precisamos fazer algo com isso e sobre isso. Por isso, agradeço o fato de você ter compartilhado seu problema comigo e escolho assumir estar a seu lado para que descubramos novas maneiras de você lidar com seu sofrimento. Você precisa me ajudar a ajudar você".*

Em geral, quando alguém compartilha sua vontade de se matar, costumo perguntar: "Você já tem algum plano? Já tem uma data?". Esses questionamentos são embasados nos ensinamentos de Cassorla (1992), que, ao falar sobre as "reações de aniversário", afirma que a pessoa deseja se matar em uma data "marcante" para deixar registrado sua comunicação de "mensagem de adeus". No caso de a pessoa ter planejamento do suicídio, pergunto também sobre o método planejado para sua morte – intervenção respaldada pela sugestão da Organização Mundial da Saúde, que orienta sobre a necessidade de afastar da pessoa os métodos letais (OMS, 2000). Ao perguntar sobre o *modus operandi*, temos condições de advertir sobre as possibilidades de a família esconder uma arma de fogo ou de não deixar os medicamentos facilmente acessíveis. Para tanto, devemos ter ciência sobre os principais sinais de alerta e sobre a conduta do que fazer quando alguém apresenta risco de se matar (Andriessen, 2004; Andriessen e Krysinska, 2012; Bertolote, 2012; Botega, 2015; Botega et al., 2006; Fukumitsu, 2013; Kovács, 1992, 2003, 2018).

É o que explico no vídeo *O que fazer em relação à pessoa que apresenta o comportamento suicida?* (O que fazer..., 2018a):

Saliento um dos sinais de alerta: "a falsa calmaria" (Fukumitsu, 2013). Muitas vezes, fui pega de surpresa por pessoas que me deixaram em estado de aflição, principalmente em momentos em que deixaram de falar sobre sua intenção suicida. O fato de não mais ouvir a pessoa dizendo que queria se matar não significava que ela havia desistido do suicídio, tampouco que havia abandonado seu pensamento recorrente de se matar. Na verdade, o que acontece é que a pessoa "desenhou" seu planejamento na surdina, porque seu principal objetivo era não querer ser impedida em seu ato de morrer.

Em virtude de ter reassistido ao filme *Twister*, no qual os caça-tornados perseguem esses eventos naturais para que possam pesquisá-los e prever a sua chegada com maior antecedência, estabeleci aproximações com o fato de identificar várias pessoas que comunicaram suas mortes de forma crônica e repetitiva, e, antes das tentativas de suicídio, passaram certo tempo sem tocar no assunto. Nesse sentido, desde 2013, tenho buscado me aprofundar na compreensão de quando a pessoa que persiste na afirmativa de que quer se matar deixa, de repente, como num "passe de mágica", de falar sobre isso. O momento em que tudo se mostra aparentemente tranquilo e no qual profissionais, familiares e amigos baixam a guarda, esse é o momento mais perigoso. Revela-se como um grave sinal de que as pessoas em vulnerabilidade estavam no meio do furacão, ou seja, quando o vendaval para e tudo fica numa calmaria, as pessoas saem das suas casas, continuam sua rotina, mas o caos poderá acontecer no próximo instante.

Portanto, ressalto que é nesse período que os cuidados devem ser redobrados, uma vez que "a falsa calmaria" é também um dos sinais de alerta para que se evitem reincidências do ato suicida.

Dreshman, Crabb e Tarasevich (2001) apresentaram uma relação dos tipos de comportamentos observados nos estudantes atendidos por um programa de assistência. Por achar a lista interessante pelo fato de incluir várias áreas de atenção, apresento-a a seguir. Ressalto que não desejo categorizar ninguém, mas apresentar os principais comportamentos que merecem nossa atenção quando manifestados pelos alunos.

- *Performance acadêmica*: queda das notas, baixo rendimento escolar, diminuição na participação em sala de aula, dificuldades para completar tarefas, trapaças, falta de atenção, dificuldades para reter informações, dificuldade de interpretação, verbalização do desinteresse no desempenho acadêmico, facilidade para se frustrar.
- *Comportamento disruptivo*: abusivo verbalmente, briga, bate, empurra os outros, repentina explosão de raiva, linguagem e gestos obscenos, acusa outros, distrai-se, facilmente influenciado por outros, repete violações de normas da instituição.
- *Atividades ilícitas*: envolve-se em roubos (boletim de ocorrência), vandalismo, anda com grande quantia (de dinheiro), vende drogas.
- *Comportamento atípico*: anda com grupo social muito mais velho ou com grupo muito mais jovem, uso demasiado de álcool e drogas, expressa desejo de punir ou de se vingar por meios nocivos ou mortais, usa roupas com propagandas relacionadas a drogas e álcool, envolvimento expresso em grupos de *haters*, demonstra antipatia por colegas, apresenta isolamento, dificuldade em tomar decisões, expressa desesperança, falta de respeito, desamparo, medo, ansiedade, raiva, é dramático, mostra mudança abrupta de comportamento, mente, critica excessivamente os outros e a si mesmo, busca confirmação excessiva, constantemente ameaça ou assedia.
- *Sintomas físicos*: mudança perceptível de peso, dorme em aula, apresenta desequilíbrio, desorientação, reclama de náusea, olhos

> avermelhados, lesões corporais sem explicações, coordenação motora empobrecida, constantemente resfriado, cheiro de maconha ou álcool, fala "arrastada", automutilação, falta de asseio, preocupação extrema com saúde, fadiga e cansaço.
>
> - *Atividades curriculares*: perda da capacidade de acompanhar as tarefas curriculares e perda de curso por faltas.
> - *Disfuncionalidade na casa/escola/família*: recusa-se a voltar para casa, circula pela escola sem motivo aparente, foge das situações de enfrentamento, ausência de cuidador e/ou responsável, estresse familiar.
> - *Indicadores de crises*: expressa vontade de morrer, expressa vontade de que alguém morra, ameaça suicídio e apresenta tentativas de suicídio, sofreu por morte recente de familiares ou de melhores amigos. (Dreshman, Crabb e Tarasevich, 2001, p. 17, tradução nossa)

Outro aspecto a ser destacado são os períodos "críticos", que se evidenciam como momentos nos quais devemos aumentar a sentinela por se revelarem como situações que merecem nossa atenção. São eles: luto por morte simbólica ou por morte real; falência financeira; abstinência e recaída da dependência química; adoecimento crônico; período pós-alta hospitalar; ameaça fantasiosa de punição, principalmente em crianças e adolescentes que receiam ser castigados por notas baixas ou por baixo rendimento escolar; reações de aniversário, seja da morte de alguém querido ou no aniversário de pessoas ou de eventos significativos (por exemplo, data de aniversário de casamento).

Uma situação que merece destaque na fase "habilitar" é quando ocorre uma tentativa de suicídio, circunstância que será abordada a seguir.

Como compreender as tentativas de suicídio?

Resmini (2004, p. 35) aponta que as tentativas de suicídio são "[...] formas específicas de atuação. [...] São ações que substituem as palavras e querem comunicar algo no lugar delas".

Quando uma tentativa de suicídio acontece com um aluno, embora fiquemos todos atordoados, precisamos ser rápidos na prestação de socorros. Elaborei um vídeo intitulado *O que fazer quando há uma tentativa de suicídio?* (O que fazer..., 2018b), cujo principal intuito é oferecer dicas com relação às ações a tomar nessas circunstâncias:

O papel da escola em uma tentativa de suicídio é, primeiro, confirmar a tentativa de suicídio. Uma vez confirmada, estabelecer permanente contato com a família e, conforme autorização, fornecer informações diárias sobre o estado do aluno. Além disso, é recomendável que a escola, no dia em que houve a tentativa de suicídio, escreva uma mensagem para os pais e para os alunos da escola, tal como a sugerida no Anexo D.

Será necessário que os colegas de sala e os demais alunos sejam orientados a evitar maior exposição de quem está em sofrimento. Não é fácil, depois de uma tentativa de suicídio, o aluno retornar à escola, pois poderá se sentir envergonhado, sobretudo quando ouve comentários que o apontam como "*fraco*" ou "*aquele que nem conseguiu se matar*" – frases que, infelizmente, ouço de jovens após tentativas de suicídio e que me fazem relembrar os comentários dos profissionais que des(atendiam) minha mãe no pronto-socorro.

Sendo assim, após o retorno do aluno que tentou se matar, o colégio precisará ter os contatos dos profissionais que trabalham com ele, ou seja, psicoterapeuta, psicanalista, psicopedagogo e/ou psiquiatra. O que deve ser feito após uma tentativa de suicídio é um trabalho interdisciplinar que propicie ao aluno implicado a ressignificação das percepções da morte, tentando levá-lo a compreender o significado do que deseja matar, o que, provavelmente, representará uma parte que provoca muito sofrimento.

Se prevenir o suicídio inclui ofertar acolhimento e cuidados, outra ação é agrupar pessoas interessadas na formação e na habilitação. Habilitar é ampliar a consciência dos profissionais de saúde de que sofrimento não significa adoecimento, e sim processo que requer tempo para a superação do trauma. Nesse sentido, acredito ser de fundamental importância que a postura do profissional de saúde diante do sofrimento humano seja de respeito e de disponibilidade. Dessa forma, um aspecto a ser considerado é que o profissional deve se colocar atento para facilitar respeitosamente o acolhimento do sofrimento humano.

Detectada a carência de informação, orientação, instrumentalização e formação de profissionais para o trabalho de manejo do comportamento suicida, desde 2005 tenho incentivado que o universo acadêmico discuta o tema do suicídio e sua prevenção. Declarei-me suicidologista quando publiquei o livro *Suicídio e Gestalt-terapia* e tenho me esforçado para ofertar capacitação teórica e prática, a fim de que possamos ampliar recursos no gerenciamento de crises. Um dos meus maiores sonhos foi o de poder oferecer o que nunca tive em termos de educação e formação para o manejo do comportamento suicida e do processo de luto por suicídio.

Iniciei o investimento na formação de profissionais graças à oportunidade que me foi oferecida pelo Instituto Sedes Sapientiae, situado em São Paulo, onde, desde 2012, tenho o privilégio de ministrar os cursos de expansão *Suicídio e luto: uma tarefa da posvenção* e *Suicídio e manejo do comportamento suicida*. Esses cursos acontecem uma vez por ano, o primeiro, em meados de maio, e o outro, em setembro, em homenagem ao mês "Setembro Amarelo", campanha de prevenção do suicídio.

Ao longo do tempo, tenho ministrado os mesmos cursos em várias regiões brasileiras e, como resultado, formei duas listas de profissionais de saúde: psicólogos, terapeutas ocupacionais, enfermeiros, assistentes sociais e médicos. Assim, todas as vezes que cada curso é finalizado, as listas crescem e agrego cada vez mais profissionais habilitados para o manejo do comportamento suicida e para o acolhimento ao luto por suicídio. São, portanto, profissionais do Programa RAISE, os *raisers* que estão comigo na luta pela prevenção e a posvenção do suicídio no Brasil e que se tornaram multiplicadores do processo de extrair flor de pedras.

Dessa forma, foi possível unir esforços em prol da redução do número de suicídios no país, sobretudo porque o intuito das listas foi prestar ajuda aos familiares e aos amigos de pessoas implicadas na tentativa ou na consumação de suicídio, que precisam de indicações para tratamentos. A lista está disponível no *link* http://karinafukumitsu.com.br/newpage2.

Cabe salientar que os profissionais relacionados são participantes dos cursos que ministrei e que a indicação deles é exclusivamente em razão da sua participação em tais cursos, não implicando, portanto, vínculo profissional e/ou ingerência direta de minha parte na conduta e na prática individuais desses profissionais.

A transição de "habilitar" para "equilibrar" vai além da formação de profissionais aptos a lidar com crises. Para mim, é necessário formar educadores para integrar conhecimentos, visando ao aperfeiçoamento do conteúdo programático e à aprendizagem sobre a sabedoria de vida, conforme será abordado no próximo capítulo.

A formação de educadores com a proposta de "educar dores"

5

O suicídio de um ente querido pode desencadear desespero individual e coletivo, pois, com a notícia de que uma pessoa morreu por suicídio, três sentimentos comumente surgem: sensação de caos e, consequentemente, de *impotência*; o *não saber* provocado pela busca incessante de explicações e a *falta de sentido* causada pelo torpor da morte repentina e violenta. Em suma, o ofício daquele que pretende trabalhar com o suicídio deve percorrer a trajetória desafiante que envolve a tríade da *impotência*, do *não saber* e do respeitar a *falta de sentido* no ato daquele que se matou. O coração do sobrevivente do suicídio é marcado e, provavelmente, permanecerá assim pelo resto de sua vida, como comenta Wilma, sobrevivente do suicídio do pai:

> *[...] é uma marca como daqueles números no braço de quem passou por Auschwitz. Se você convive com pessoas e não conta a elas que passou por isso, você parece "estranha". Se conta, elas se afastam, porque não sabem lidar com isso.*

Fomos marcados por toda uma vida quando os suicídios aconteceram e foram assumidos, de forma pioneira, pelo Colégio Bandeirantes. A necessidade de ampliação da aproximação entre família e escola se tornou escancarada. Assim, fomos convocados a fazer algo pelo sofrimento alheio, mas que remeteu àquilo que também é nosso: o sofrimento existencial.

A partir do caos que se instalou pelos *tsunamis* dos suicídios, fomos convidados a pensar no entrelaçamento família-escola e iniciamos a reflexão acerca das ações que auxiliem na reinstauração do equilíbrio dos nossos jovens. Buscamos o fortalecimento da autoestima, a ampliação de maneiras para enfrentamento dos problemas, as formas de integração entre conhecimento e sabedoria de vida, o acolhimento aos sentimentos inóspitos e a valorização da vida. Ações para a conquista desses objetivos e para o bem-estar começaram a fazer parte da programação curricular do ensino brasileiro com mais ênfase.

> O que a escola pode fazer é dar informações e oferecer uma educação integral que ajude crianças e adolescentes a identificar seus estados emocionais, expressá-los de formas construtivas, e a saber procurar e pedir ajuda. Assim, estes jovens terão condições de trabalhar suas emoções desde cedo e, se for o caso, identificar o quanto antes um estado depressivo e as ideações suicidas e saberão agir sobre isso de maneira saudável. (Matuoka, 2017)

Sabemos que cabe aos familiares, em comum acordo com o adolescente, a escolha do lugar onde desejam que seus filhos estudem. Nessa direção, a inovação em escolas será, cada vez mais, pré-requisito para encontrarmos o equilíbrio. Parar um momento na escola apenas para conversar sobre nossa maneira de sentir? Sim, pois, se não pararmos de maneira coletiva, alguns adolescentes pararão individualmente com suas vidas, pela falta de acolhimento aos seus sofrimentos.

A situação entre os jovens é alarmante e preocupante. Por esse motivo, em vez de nos deixar ser invadidos pela impotência, precisamos adotar ações para que o acolhimento da vulnerabilidade humana aconteça. Como visto, em virtude do tabu, do estigma e, principalmente, por não se saber o que fazer diante da vulnerabilidade humana, tendemos a negar a existência do sofrimento. *No entanto, é preciso acolher o sofrimento para que o equilíbrio aconteça.*

Colocar-se a serviço de alguém em sofrimento intenso é uma atitude generosa que nos permite, também, sentirmos nossa própria vulnerabilidade. Devemos ofertar espaço aos incômodos, a fim de dar hospitalidade aos sentimentos. O mais importante de todos os aspectos a serem considerados na prevenção do suicídio é que não podemos negar a gravidade do sofrimento que nos acomete; de que crianças e adolescentes, representantes do futuro, estão se destruindo.

Ao confirmarmos nossa impotência, ofertamos ao outro a possibilidade de também legitimar seus sentimentos e o incentivamos a fortalecer suas buscas de bem-estar, afinal, nem todo mundo gosta de se sentir no fundo do poço. Nesse sentido, enfatizo a importância do compartilhar e do estar junto. Para tanto, creio que são muitas as ações a serem realizadas, sobretudo com o objetivo de criar espaços tanto para as pessoas em intenso sofrimento, por se encontrarem em processo de morrência, quanto para aquelas que foram impactadas pelo suicídio de quem amavam.

Se o sofrimento é inerente ao ser humano e é o que provoca crises suicidas, o foco principal será a maneira como acolhemos tal sofrimento. Alguns o enfrentam, outros fogem dele, mas o grande fator agravante do sofrimento acontece quando o evitamos, e quanto mais o evitamos, maior é o grau de perturbação. Quem evita o próprio sofrimento tende a não encontrar seu equilíbrio, pois, como diz um ditado oriental, "em uma sala cheia de móveis, não cabe mais nada". Assim, se estivermos sufocados pelo nosso próprio sofrimento, sem olhá-lo, não conseguiremos fazer nada pelo sofrimento do outro.

A empatia e o acolhimento são recursos que favorecem certo alívio ao coração. É sempre possível fazer algo por quem se encontra em sofrimento.

Com a escuta das histórias de sofrimento de muitos enlutados que tive a honra de ouvir, compreendi que não bastava apenas ter o coração bom e disponibilidade, pois, se bastasse, eu não precisaria investir na criação de cursos sobre manejo do comportamento suicida e sobre processo de luto.

Percebi que grande parte do trabalho a ser realizado na prevenção do suicídio e dos processos autodestrutivos tem relação direta com ações que poderão acolher o sofrimento existencial e instilar esperança. Segundo os dizeres de Mario Sergio Cortella, aludindo a uma afimação do educador Paulo Freire:

> É preciso ter esperança, mas tem de ser esperança do verbo "esperançar", porque tem gente que tem esperança do verbo "esperar", e essa não é esperança, é pura espera. [...]
>
> Esperançar é ir atrás, é se juntar, é não desistir; esperançar é procurar em nós e à nossa volta as

> sementes que urge exterminar, de forma a limpar terreno para proteger o Futuro e acolher a Vida com mais plenitude. (Cortella, 2016, p. 15-16)

Não desejo mais esperar, e sim esperançar, no sentido de não me paralisar com a impotência que, muitas vezes, quase me fez desistir. Tampouco esperarei que alguém ou algo aconteça em termos de políticas públicas para que o número de suicídios seja reduzido.

Entre outras ações, destaco:

- Dedico-me à publicação de livros e artigos sobre a temática do suicídio, abrangendo tanto a prevenção quanto o processo de luto por suicídio.
- Ministro cursos sobre a temática.
- Criei uma lista dos *raisers*, profissionais do Programa RAISE que estão comigo na luta pela prevenção e posvenção do suicídio no Brasil: https://karinafukumitsu.com.br/newpage2.
- Reuni, no grupo de WhatsApp chamado "Acolhimento", pessoas interessadas pelo acolhimento ao sofrimento existencial, sobreviventes, profissionais e pessoas envolvidas com a prevenção e a posvenção ao suicídio.
- Criei e administro no Facebook o grupo e as páginas indicados a seguir:
  - Grupo Suicídio: Prevenção e Posvenção no Brasil: https://www.facebook.com/groups/364341807097926/
  - Página Suicídio: Prevenção e Posvenção no Brasil: https://www.facebook.com/pages/Suicídio-Prevenção-e-Posvenção-no-Brasil/417073551785210

- Página Enlutamento pelo Suicídio no Brasil: https://www.facebook.com/Enlutamento-pelo-suicídio-no-Brasil-1682300211997656/
- Criei o *site* Karina Okajima Fukumitsu – Prevenção, Posvenção e Acolhimento da Vida, com o intuito de ofertar e divulgar material para aprofundamento dos estudos sobre as temáticas relacionadas ao suicídio: https://karinafukumitsu.com.br/
- Fiz parceria com a plataforma Fique Vivo, idealizada pelo Dr. Fábio Vieira, médico de família, cuja finalidade é auxiliar a pessoa que passa por um sofrimento emocional: https:// fiquevivo.com.br
- Desde 2017, sou consultora voluntária do Centro de Atenção Psicossocial (CAPS) Adulto Cidade Ademar. Promovemos encontros com a participação dos CAPS Adulto e CAPS Infantojuvenil de Cidade Ademar; do Núcleo de Apoio à Saúde da Família (NASF) Saúde Mental, do Centro de Especialidades Odontológicas (CEO) e do Acompanhante de Pessoa com Deficiência (APD) de Cidade Ademar; e das Unidades Básicas de Saúde (UBSs) Laranjeiras, Selma, Mata Virgem e Cidade Julia. Além disso, fui contratada pela Organização Social (OS) Santa Catarina para capacitar agentes comunitários, médicos e enfermeiros da OS, CAPS e gerentes dos serviços.
- Com a contratação de Adriana Maria de Lima, coordenadora de saúde mental em nome da Autarquia do Serviço de Assistência Médica (SAME) e da Prefeitura de Francisco Morato, capacitei, por meio do curso

Manejo do comportamento suicida e do acolhimento ao sofrimento existencial, no período de 25 de março a 8 de abril de 2019, profissionais dos seguintes equipamentos de saúde do município: 12 Unidades Básicas de Saúde/ESF; 1 CAPS Infantojuvenil; 1 CAPS II; 1 CAPS AD (Álcool e Drogas); 1 Centro de Testagem e Acolhimento; 1 Casa da Mulher; 1 Centro de Especialidades Odontológicas; 1 Núcleo de Prevenção à Violência; 1 Centro de Fisioterapia; 1 Ambulatório de Especialidades; 1 Pronto-Socorro; 5 Centros de Referência de Assistência Social (CRASs); 1 Centro de Referência Especializado de Assistência Social (CREAS); 48 escolas municipais e 20 escolas estaduais.

- Organizei, juntamente com Almir Vicentini, Carla Vicentini, Mônica Manir, Fátima Martucelli, Maria Eduarda L. Kapáz, Luciana Coen e Pós-Graduação da USCS, com realização no ano de 2019, em São Paulo, os eventos *Suicídio: Quebrando Silêncios e Acolhendo a Vida* e *Processos Autodestrutivos e Bem-Estar na Infância e na Adolescência.*
- Assumi a coordenação do curso de pós-graduação em *Suicidologia: Prevenção e Posvenção, Processos Autodestrutivos e Luto*, na Universidade Municipal de São Caetano do Sul (USCS), juntamente com Almir Vicentini, que tem, entre os seus objetivos, o de desenvolver a compreensão dos comportamentos autodestrutivos, do processo de luto e auxiliar na promoção de ações para a valorização da vida.

Bem-estar e saúde são deveres e direitos de todos – essa é minha convicção. Por mais que eu faça, como reza o dito popular, "uma andorinha só não faz verão". Por isso, acredito que será necessário o envolvimento de toda a sociedade para a promoção de uma série de eventos que envolvam cuidado, acolhimento, respeito e valorização da saúde de nossos jovens.

Resende e Silva (2016, p. 51) apontam que

> Os programas e políticas voltados para a relação família-escola se mostram, de modo geral, dispersos e descontínuos, ficando a cargo de cada instituição escolar as iniciativas de aproximação com as famílias, cuja efetiva participação na gestão das questões educacionais ainda constitui um desafio.

No dia 3 de abril de 2019, foi aprovada a obrigatoriedade de as escolas e os hospitais notificarem as tentativas de suicídio e os casos de automutilação:

> Projeto aprovado nesta quarta-feira (3) na Comissão de Assuntos Sociais (PL 1902/2019) obriga hospitais e escolas a notificarem as autoridades sanitárias as tentativas de suicídio e os casos de automutilação. Os episódios envolvendo crianças e adolescentes menores de idade também devem ser comunicados ao Conselho Tutelar. O relator, Eduardo Girão (Pode-CE), lembrou que o assunto ainda é tabu e lamentou que os casos de suicídio e automutilação vêm aumentado nos últimos anos. [...] (Brasil, 2019b)

Apesar da referida obrigatoriedade, o Brasil deveria investir em políticas públicas direcionadas ao acolhimento do sofrimento existencial, principalmente vinculado às questões da prevenção ao suicídio e da posvenção. Carência de acolhimento à vulnerabilidade humana, suicídio, luto por suicídio e prevenção dos processos autodestrutivos são temas com pouquíssimo investimento por parte das políticas públicas. Além disso, são poucos os pesquisadores que se dedicam à área da suicidologia no Brasil.

Percebo a importância de cuidarmos daquilo que é nosso e daquilo que nos incomoda, para que possamos prosseguir, e esse é o papel do educador: aquele que educa sua própria dor. Educadores podem ser vistos como aqueles que "educam as dores", pois se colocam a serviço do compartilhar. E, como dito na introdução deste livro: *a dor une*.

O compartilhar é sempre um caminho para aliviar a solidão que avassala nosso coração e nossa alma. Alma que clama por acolhimento, por um sorriso apenas ou por uma simples afirmação do tipo: "Estou aqui com você, apesar de você se sentir sozinho".

O educador fala a linguagem do coração, como é exposto por Fisher (2011, p. 70-71):

> – Começo a entender. Eu pude sentir a dor de Juliet [esposa do cavalheiro] porque sou parte dela?
> – Sim – Merlin respondeu. – Foi por isso que você pôde chorar por ela e também por você. [...] Você nasceu com um coração – e agora o está usando, simplesmente como deveria fazê-lo.

Na nova publicação do Ministério da Mulher, da Família e dos Direitos Humanos intitulada *O suicídio e a automutilação tratados sob a perspectiva da família e do sentido da vida*, há um trecho sobre o qual gostaria de tecer algumas considerações:

> Estudiosos de diferentes correntes compartilham a perspectiva de que a família é central para o enfrentamento das temáticas do suicídio e automutilação, assim como entendem que processos de risco relacionados ao contexto familiar se destacam entre os fatores que predispõem a ocorrência de ambos. *Grande parte dos adolescentes vítimas do suicídio enfrentavam algum problema familiar ou sofriam por necessitar de proteção ou de algum tipo de apoio psicossocial.* (Brasil, 2019a, p. 25, grifo nosso).

Um dos trechos foi grifado pelo meu desejo de colocar luz em um pensamento prejudicial que ouço frequentemente: a ideia errônea de que toda pessoa que se mata vem de uma família disfuncional, ou, como o próprio texto menciona: "Grande parte dos adolescentes vítimas do suicídio enfrentavam algum problema familiar".

Combato a ideia de que são os "problemas familiares" os responsáveis pelos suicídios. A família é, sim, responsável pela educação dos jovens, mas não pelos processos autodestrutivos que estes venham a manifestar. Qual família não tem problemas? Conheço várias famílias funcionais, integradas, com pais dedicados, que se preocupavam com seus filhos e que sofreram pelo suicídio de seus jovens.

O que desejo para meus filhos parece não diferir do que a maioria dos pais enlutados por suicídio desejavam também: que seus filhos tivessem crenças, valores e propósitos; que os conciliassem com uma vida salutar e que conquistassem o bem-estar. Acredito também que esses pais, sobreviventes por suicídio, quisessem que seus filhos conquistassem autonomia, autossuporte, interdependência e inter-relação que favorecessem sentidos de vida.

Nenhum pai e nenhuma mãe têm seu filho para morrer antes deles. Por esse motivo, repito que a compreensão do suicídio seja embasada pela multifatorialidade, aspecto este que faz com que eu discorde da visão apresentada no referido documento.

Acredito que os fatores de risco não deveriam ser vistos separadamente, como apontado nessa publicação, ou seja, *ou* a existência de algum problema familiar, *ou* a falta de proteção, *ou* a falta de apoio psicossocial. Na compreensão do suicídio, não é o "ou" que deve ser o aspecto relevante que motiva um suicídio, e sim o "e". Em outras palavras, acredito ser pouco provável que uma pessoa se mate por uma única situação.

"*Nunca fomos pais antes de termos nossos filhos*": ensinamento que tive de meu marido quando estávamos em conversa familiar, logo após nossos filhos reclamarem dos limites e das restrições que propusemos, e argumentarem que estavam cansados das "reuniões em família" destinadas à comunicação de nossas insatisfações em relação ao outro, tendo espaço para falarmos sobre o que nos feriu.

Criar um filho não é tarefa fácil. Criar um ser diferente das nossas próprias convicções e que nasceu para construir suas próprias virtudes e crenças torna a tarefa mais desafiante. Ser mãe ou pai significa suportar a ideia de que os filhos precisam "destruir" a figura parental para construírem seus processos de identificação e autonomia. Além disso, é preciso suportar essa necessidade de "destruição" da figura parental por parte deles para que possam se apropriar de quem são. Sendo assim, somos *raisers* quando buscamos a medida exata de nossa relação com cada filho, pois não adianta tentar repassar o grau de exigência para os filhos. Cada um deles terá sua justa medida. Nesse sentido, gosto muito da afirmação de Kübler-Ross (2003, p. 191):

> Meus mestres me dão a melhor definição do que significa o amor: o amor real é aquele que permite que o outro aprenda suas próprias lições sem tentar salvá-lo. Amar é saber quando colocar rodinhas auxiliares na bicicleta da criança e também saber quando retirá-las. Isso é amor. Retirar as rodinhas auxiliares é muito mais difícil do que colocá-las, mas, apesar disso, no devido momento, será necessário retirá-las.

A distância de alguns pais pode prejudicar a saúde emocional do sistema familiar. No entanto, o que se propõe é a inversão do pensamento, isto é, passar de uma relação de *proximidade distante* para uma relação na qual seja possível o *distanciamento próximo*. Explico. Acompanho diariamente muitos pais que trabalham demais – inclusive eu – e que entendem que essa é a razão de seus filhos terem comportamentos autodestrutivos. Esse pensamento culpabilizante promove o surgimento de pais ansiosos e que se sentem extremamente inadequados, porque pensam que o certo seria abandonarem todos os afazeres e trabalhos para se dedicarem exclusivamente a seus filhos. Infelizmente, não são todos que conseguem dividir seu tempo entre trabalhar e acompanhar o desenvolvimento dos filhos. Não estou negando o fato de que muito trabalho implica pouco tempo para o desfrute familiar, mas o que desejo enfatizar é que não é pela autoculpa que mudaremos o cenário.

Enquanto nos dedicamos aos afazeres diários, acredito ser possível prestar atenção em nossos filhos. Cada um consegue ofertar o que pode ofertar, constatação óbvia, mas difícil de colocar em prática. Por isso, precisamos ser adultos razoavelmente generosos com nós mesmos para avaliarmos o que é possível fazer.

Segundo o senso comum, toda criação demanda amor, limite, dedicação e lealdade com os propósitos e as convicções familiares. Acredito, porém, que as necessidades dependem das convicções e dos valores dos pais, e que será pelas inúmeras tentativas e erros que construirão a aptidão de serem pais. Nesse sentido, é necessário assumir que é a qualidade da relação o que mais importa, ou seja, que o que faz toda a diferença não é a *quantidade* de tempo empregada na educação dos filhos, e sim a *qualidade* desse tempo. Portanto, quando estiver com seus filhos, esteja realmente e inteiramente com eles. E, se quiser ensiná-los a viver uma vida mais significativa, é preciso promover ações que lhes deem condições de assumir seu protagonismo, sobretudo nos contextos educacional e familiar.

Acredito que educar signifique transmitir possibilidades diferentes para as pessoas lidarem com o sofrimento, ajudando o outro a se ouvir em suas próprias palavras, tornando-se como Hermes, o mensageiro dos deuses gregos. Um mensageiro que evoca as mensagens de vida e que passa a informação, "*informa a ação*" de que a vida deve ser vivida.

Educar, portanto, inclui ofertar aos filhos ajuda emocional, psicológica e social, bem como orientação para refletirem sobre suas expectativas, ajuda na dosagem das exigências que fazem a si mesmos e incentivo para reforçarem habilidades singulares. Sendo assim, a criação de um filho acontecerá na trajetória do entrelaçamento entre o conhecimento que temos a respeito de como educar uma criança e a sabedoria de conhecê-la diariamente.

5.1 Como transformar comportamentos autodestrutivos em equilíbrio?

Transformar comportamentos autodestrutivos em formas mais salutares de acolher a existência é uma arte. Aprender a se equilibrar nos tempos atuais requer a convicção de que é possível continuar a vida apesar da dor e do sofrimento. As ações da fase "equilibrar" podem ser destinadas para ofertar esperança e amparo; auxiliar para que as pessoas acreditem que suas perdas e suas superações são os maiores tesouros de sua existência; orientar acerca de que cada um tem seu próprio tempo; proporcionar a reflexão de que o que levamos mesmo desta vida são as relações interpessoais, e não as coisas materiais; e ampliar a percepção de que tudo é efêmero, de que tudo passa, tanto as situações boas quanto as ruins.

Mudar os rumos de nossas vidas pode provocar incerteza de que não conseguiremos percorrer a trajetória, mas o equilíbrio é possível. É necessário, portanto, protagonismo e parceria para conquistar autonomia, ampliar as habilidades psicossocioemocionais e gerenciar crises. Segundo o *Dicionário Priberam da Língua Portuguesa*, equilíbrio significa "Estado de um corpo que se mantém, ainda que solicitado ou impelido por forças opostas" (Equilíbrio, 2008-2013). Luana, sobrevivente do suicídio do filho, menciona seu esforço para restaurar seu equilíbrio, apesar da morte:

> *Eu fiz muito esforço para me equilibrar, tive muito trabalho para isso. Eu nunca deixei de falar que o meu filho se suicidou. Quando as pessoas perguntam: "Mas morreu? O que foi?" Respondo: "Foi suicídio". Desde o começo. No começo, era muito difícil dizer. Mas, é um luto, é uma separação, é uma dor.* [Luana, mãe de um adolescente que se matou]

Aprendi com Luana que o equilíbrio só é útil para quem precisa dele. Além disso, o equilíbrio se conquista por meio do cuidado que acontece em uma via de mão dupla, ou seja, não adianta cuidar de quem não quer ser cuidado. Trata-se de um percurso de entrega, dedicação e certa obstinação para buscar fé e ampliação do sentido de vida, mesmo que o chão tenha se aberto e os fragmentos tenham se tornado o caminho mais árduo. Eu, que acompanhei o sofrimento de todos os envolvidos nos suicídios ocorridos no Colégio Bandeirantes, sinto a satisfação de constatar que, um ano e meio depois de toda a experiência tão difícil, foi possível resgatar o equilíbrio.

Exatamente por concordar com a ideia de que o caminho se faz caminhando, fui andarilha na vida, dedicando anos da minha existência à luta para que a prevenção e a posvenção ao suicídio pudessem receber atenção das políticas públicas brasileiras e das instituições de ensino.

Fico emocionada ao perceber que a aceitação da proposta de coordenadoria da pós-graduação em Suicidologia: Prevenção e Posvenção, Processos Autodestrutivos e Luto, pela Universidade Municipal de São Caetano do Sul (USCS), juntamente com Almir Vicentini, coincidiu com o exato momento em que finalizei a escrita desta obra. Seria uma confirmação de que estou no caminho certo? Não sei, mas tudo o que sei é que na vida é assim também: temos de dar um passo de cada vez. Fechar ciclos e abrir novas possibilidades. Esse é o fluxo da vida e o sentido de estar vivo.

Por desejar que as pessoas que se interessam pela temática do suicídio e de sua prevenção e posvenção possam fazer de suas atitudes verdadeiros atos de desvelo, esta obra é um convite para estimular a ampliação e a produção de conhecimento sobre esse tema, a fim de que a potência da vida seja reconstruída por meio da transformação das dores compartilhadas e de ações interventivas para o acolhimento do sofrimento.

Que sejamos agentes de mudança.

Que cuidemos apenas de nossas escolhas e renúncias.

Que possamos nos desintoxicar do que nos faz mal e nos aproximar do que faz bem.

Que, durante a busca pela preservação da nossa existência, a escuridão desista de perseguir a luz e nos deixe em paz para que trilhemos nosso caminho...

Anexos

ANEXO A – Cronograma de atividades do Programa RAISE no Colégio Bandeirantes

Elaborado por Maria Estela Zanini, professora e coordenadora no Colégio Bandeirantes.

1ª etapa – Acolher para cuidar

Carga horária	Trabalho desenvolvido	Tema
2 horas	Reunião para equipe de orientação educacional e coordenação (por convite)	Acolhimento da equipe e levantamento das principais necessidades e dificuldades na escola, após o suicídio acontecer Discussão das dúvidas e criação de estratégias para acolhimento

Continua

Continuação

Carga horária	Trabalho desenvolvido	Tema
2 horas	Reunião para professores e funcionários: roda de conversa com todos da escola (coordenadores, professores, funcionários) para levantamento de necessidades, verificar as estratégias realizadas e a realizar	Suicídio: prevenção e posvenção
2 horas	Palestra para pais de alunos (por inscrição): dependendo do número de inscrições e número de vagas, as palestras com os pais deverão acontecer em diversos dias para acolher todos os pais que desejarem participar	Conversando com os pais sobre processos autodestrutivos e adolescência

2ª etapa – Habilitar para equilibrar

Carga horária	Trabalho desenvolvido	Tema
8 horas	Curso *Suicídio e manejo do comportamento suicida* (funcionários e corpo docente)	Discutir sobre o suicídio, oferecer instrumentalização na lida e manejo do comportamento suicida e ampliar a rede de profissionais habilitados para acolhimento ao sofrimento existencial
2 horas	Reunião com equipe de orientação educacional	Acolhimento da equipe e levantamento das principais necessidades e dificuldades na escola, após o suicídio acontecer Discussão das dúvidas e criação de estratégias para acolhimento
2 horas	Conversa com alunos do primeiro e do segundo ano do Ensino Médio	Valorização da vida e acolhimento dos sentimentos inóspitos
2 horas	Conversa com alunos do terceiro ano do Ensino Médio	Valorização da vida e acolhimento dos sentimentos inóspitos

Continua

Continuação

Carga horária	Trabalho desenvolvido	Tema
2 horas	Conversa com alunos do Ensino Fundamental (sugestão para ampliar o trabalho de prevenção)	Valorização da vida e acolhimento dos sentimentos inóspitos
2 horas	Reunião para avaliações das ações e planejamento dos próximos passos, com orientação educacional e pais se houver interesse em promover ações para prevenção dos comportamentos autodestrutivos	Discussão das dúvidas e criação de estratégias para acolhimento

ANEXO B – Modelo de carta para morte consumada por suicídio

Prezados pais ou responsáveis:

Passamos, nas últimas semanas, por duas inestimáveis perdas de alunos do nosso colégio. Estamos muito pesarosos, mas também mobilizados, pois a morte prematura é sempre trágica e pode ter efeitos significativos nos outros alunos.

As equipes de CPG e Orientação Educacional já estão fazendo um trabalho de acolhimento junto aos estudantes, mas é importante que a família esteja preparada para lidar com a situação. Este é um assunto delicado para todos nós, e sugerimos que falem com os filhos sobre os sentimentos deles.

Os jovens, por vezes, têm dificuldade para entender e lidar com a morte. Diante dessa situação, é importante atentar para possíveis reações dos seus filhos diante desse evento. Alguns dos sinais de estresse que podem surgir são: perturbações no sono (excessivo ou insônia), dificuldade de concentração, irritabilidade, isolamento, medos e preocupações, pensamentos sobre morte ou sobre morrer, culpa, vergonha e cobranças de não ter atingido as expectativas, oscilação do humor, pessimismo, desesperança, desespero, desamparo, ansiedade, dor psíquica, estresse acentuado, intensa raiva, desejo de vingança, sensação de estar preso e sem saída, desfazer-se de objetos importantes, despedir-se de parentes e amigos, além das frases: "Se isso acontecer novamente, prefiro estar morto", "Quero sumir", "Não aguento mais!", "Eu não consigo aguentar mais isso",

"Estou cansado da vida, não quero continuar", "Eu sou mesmo um fracassado e inútil", "Tudo seria melhor sem mim".

Ouvir, conversar sobre a situação e validar esses sentimentos são as principais formas de ajudar seu filho nesse momento difícil.

Também desejamos assegurá-los que há ajuda disponível, em São Paulo, de profissionais da saúde que participaram dos cursos *Suicídio e manejo do comportamento suicida* e *Suicídio e luto: uma tarefa da posvenção*, ministrados pela Dra. Karina Okajima Fukumitsu, tanto sobre o manejo do comportamento suicida quanto sobre o acolhimento ao luto. Caso necessitem, enviamos anexa a lista de profissionais de saúde.

Estamos disponíveis para conversar com os alunos que estão passando por dificuldades. Se vocês tiverem qualquer preocupação e necessitarem de ajuda adicional, por favor, entrem em contato.

Por fim, gostaríamos de convidá-los a participar de uma palestra com a Dra. Karina Okajima Fukumitsu, psicóloga especialista em prevenção do suicídio e processo de luto por suicídio, a ser realizada no colégio. Estão disponíveis dois horários para que os pais compareçam:

Palestra com Dra. Karina Okajima Fukumitsu Sala XX Dia 03/05 – 19h30 às 21h30 Dia 04/05 – 13h30 às 15h30

Atenciosamente,

Equipes de Orientação Educacional e CPG

ANEXO C – Recomendações sobre os cuidados e intervenções com alunos em vulnerabilidade emocional

Karina Okajima Fukumitsu

O Programa RAISE (Ressignificações e Acolhimento Integrativo do Sofrimento Existencial): Prevenção ao Suicídio e Posvenção é o programa que estamos implementando atualmente no Colégio Bandeirantes. O objetivo geral é o de oferecer trabalho preventivo ao suicídio e de posvenção, a fim de promover acolhimento integrativo ao sofrimento. Ancorada pelo ensinamento de Edwin Shneidman (1993) que afirma que *"suicide as psychache"*, foi utilizada a palavra *ACHE* (DOR) para referenciar as ações/objetos específicos do programa; portanto, contempla 4 fases, a saber: Acolher, Cuidar, Habilitar e Equilibrar.

Finalizada a primeira fase do programa, cujo objetivo foi o de acolhimento ao impacto dos dois suicídios que aconteceram, a escola ainda se encontra em momento de "ressignificação e restauração" da situação traumática e, por isso, ainda está em estado de vulnerabilidade.

Em busca de fortalecimento, estamos implementando a segunda fase do programa: "Cuidar". Para tanto, seguem algumas recomendações que poderão contribuir para a implementação desta fase:

- São alunos em vulnerabilidade emocional a quem devemos direcionar nossa atenção: alunos com transtornos mentais; que apresentam automutilação; que tiveram tentativas prévias de suicídio; que estão em dúvida em relação à sua identidade sexual; que apresentam dependência com drogas e álcool; e que apresentam baixo rendimento escolar (pelo menos cinco matérias com notas baixas).

- Os pais deverão informar a escola sobre qualquer ocorrência de vulnerabilidade emocional, como diagnóstico de transtorno mental, tentativas de suicídio e dependência química e de álcool.
- É muito comum os amigos do aluno que apresenta vulnerabilidade comentarem sobre suas preocupações, principalmente relacionadas aos comentários de pensamentos suicidas. Dessa maneira, as orientadoras educacionais precisarão ouvir os colegas, escrevendo todas as suas preocupações, não colocando os nomes desses colegas (para evitar exposição), e precisarão entrar em contato com os responsáveis do aluno em questão para informar e alertar sobre os comentários que foram levantados a respeito das preocupações dos colegas e da escola.
- É dever dos pais buscarem por tratamento psicológico e psiquiátrico. A escola disponibiliza uma lista com profissionais de saúde que poderão acolher pessoas com comportamento suicida e pessoas em processo de luto por suicídio.
- Em alguns casos, mesmo que a escola informe aos responsáveis sobre sua preocupação em relação à vulnerabilidade emocional do aluno, eles não aceitam ou negam o estado emocional vulnerável de seu(sua) filho(a). Nesses casos, será recomendável que uma declaração do(a) psiquiatra que acompanha o aluno seja enviada para a escola, dizendo que está ciente das ideações suicidas e que está acompanhando o caso, juntamente com o paciente e sua família.

ANEXO D – Modelo de carta para casos de tentativa de suicídio sem morte consumada

Caras famílias,

Informamos que, lamentavelmente, recebemos a notícia de que um(a) de nossos(as) alunos(as) tentou o suicídio no dia XX. Nosso(a) aluno(a) está hospitalizado(a) em Unidade de Tratamento Intensivo.

Oferecemos nossa solidariedade e contamos com o apoio de toda a comunidade educativa para orar pelo restabelecimento do(a) nosso(a) aluno(a) e pela serenidade da família nesse momento de tristeza e dor. Além disso, pedimos que evitem propagar mensagens que poderiam causar algum prejuízo para o(a) aluno(a), bem como para sua família e pessoas envolvidas.

Quando há uma tentativa de suicídio, ninguém tem culpa, e, por esse motivo, precisamos cuidar para preservar quem já está ferido nesta difícil situação.

Para somar ao trabalho socioemocional que vem sendo feito pela equipe de orientação educacional, contamos com as orientações de uma especialista, que já está conosco para tratarmos do assunto nos próximos dias, em atividades programadas e abertas, visando ao diálogo e ao acolhimento da nossa comunidade educativa.

Atenciosamente,

A Coordenação

ANEXO E – Lista de grupos do CVV GASS

Confira a lista de grupos do CVV GASS (Centro de Valorização da Vida/Grupo de Apoio aos Sobreviventes de Suicídio). Atualização em abril de 2019, por Tino Perez.

Região Norte

CVV GASS Belém/PA
Tv. Castelo Branco, 870 – Espaço 3 (entre a Av. Gov. José Malcher e a Av. Magalhães Barata)
Contatos: (91) 98525-4082 (WhatsApp) e belem@cvv.org.br

Região Nordeste

CVV GASS Recife/PE (Madalena)
Rua Monsenhor Ambrosino Leite, 155 – Santana
Contatos: (81) 99717-7111 e (81) 98891-1380

CVV GASS Recife/PE (Boa Viagem)
Parque e Centro Esportivo Santos Dumont
Rua Almirante Nelson Fernandes s/n – Boa Viagem
Contato: (81) 98165-1871

CVV GASS Natal/RN
Largo Junqueira Aires, 390 – Cidade Alta
Contato: cvvgass.natal@cvv.org.br

CVV GASS Salvador/BA
UNIFACS – Rua Cardeal da Silva, 132 – Federação
Contatos: (71) 3273-9561 e (71) 3271-8119

Região Centro-Oeste

CVV GASS Cuiabá/MT
Rua Comandante Costa, 296 – Centro
Contato: (65) 99238-0503

CVV GASS Brasília/DF
Igreja de São Miguel Arcanjo e Santo Expedito
EQN 303/304 – Asa Norte (atrás da Escola Parque 303/304 Norte)

CVV GASS Taguatinga/DF
Casa do Caminho, QNJ, Área Especial 06 – Taguatinga Norte, 141
Contato: (61) 3326-4111

Região Sudeste

CVV GASS Rio de Janeiro/RJ
Rua Conde de Bonfim, 764 – CAP2 da Tijuca
Contato: gassrio16@gmail.com

CVV GASS Rio de Janeiro/RJ
Rua São Francisco Xavier, 524, Instituto de Letras, 11º andar, sala 11.032B, Bloco B – Maracanã
Contato: gassrio16@gmail.com

CVV GASS Abolição/SP
Rua Abolição, 411 – Bela Vista – São Paulo/SP
Contato: (11) 98946-8200

CVV GASS Vila Carrão/SP
Rua Pinhalzinho, 389 – Vila Carrão – São Paulo/SP
Contato: (11) 96428-8439

CVV GASS Sagrada Família/SP
Av. Oito de Janeiro, 254 – Vila Domitila – São Paulo/SP
Contato: (11) 98318-9663

CVV GASS Pinheiros/SP
Rua Cristiano Viana, 972 – Pinheiros – São Paulo/SP
Contato: (11) 98245-2844

CVV GASS Guarulhos/SP
Rua Otávio Nunes da Silva, 66 – Vila Moreira
Contato: (11) 97774-0550

CVV GASS Jundiaí/SP
Rua Monteiro Lobato, 199 – Vila Argos Nova
Contato: jundiai@cvv.org.br

CVV GASS Sorocaba/SP
Rua Nogueira Martins, 334 – Centro
Contatos: (15) 3232-4111 e (15) 9 8133-6481

CVV GASS Franca/SP
Rua Carlos do Carmo, 419 – Bairro Cidade Nova
Contato: (16) 3721-4111

Região Sul

CVV GASS Curitiba/PR
Rua Carneiro Lobo, 35 – Bairro Água Verde
Contatos: (41) 3342-4111 e curitiba@cvv.org.br

CVV GASS Blumenau/SC
Rua Maranguape, 180 – Vitor Konder
Contato: (47) 3329-4111

CVV GASS Criciúma/SC
Rua Cel. Pedro Benedet, 46, sala 321 – Centro
Contatos: (48) 3439-4111, (48) 98416-0369
gass.crisci@gmail.com

CVV GASS Florianópolis/SC
Av. Hercílio Luz, 639, sala 909 – Centro
Contato: gass.florianopólis@gmail.com

CVV GASS Novo Hamburgo/RS
Rua 3 de Outubro, 667 – Pátria Nova
Estação Rodoviária Normélio Stabel, Sala de Reuniões
Contato: (51) 9391-8031

Referências

AÇÃO. *In*: DICIONÁRIO da língua portuguesa. Lisboa: Priberam Informática, 2008-2013. Disponível em: https://dicionario.priberam.org/a%C3%A7%C3%A3o. Acesso em: 24 abr. 2019.

ACOLHER. *In*: DICIONÁRIO da língua portuguesa. Lisboa: Priberam Informática, 2008-2013. Disponível em: https://dicionario.priberam.org/acolher. Acesso em: 13 abr. 2019.

ALVAREZ, A. *O Deus Selvagem: um estudo do suicídio*. Tradução de Sonia Moreira. São Paulo: Companhia das Letras, 1999.

ALVES, R. As contas de vidro e o fio de nylon. *In*: ALVES, R. *Sete vezes Rubem*. São Paulo: Papirus, 2012. p. 367-70.

ANDRIESSEN, K. How to increase suicide survivor support? Experiences from the national survivor programme in Flanders-Belgium. *Flemish Working Group on Suicide Survivors*, Belgium, 8 mar. 2004. Disponível em: https://www.iasp.info/pdf/postvention/andriessen_how_to_increase_survivor_support.pdf. Acesso em: 7 nov. 2015.

ANDRIESSEN, K.; KRYSINSKA, K. Essential questions on suicide bereavement and postvention. *International Journal of Environmental Research and Public Health*, Basel, v. 9, n. 1, p. 24-32, 2012. Disponível em: http://dx.doi.org/10.3390/ijerph9010024. Acesso em: 10 abr. 2019.

ARVOREANDO. [S. l.: s. n.], 2010. 1 vídeo (7min54s). Narração proferida pelo Pe. Fábio de Melo. Disponível em: https://www.youtube.com/watch?v=LIVnwTIbd_M. Acesso em: 20 abr. 2019.

BERTOLOTE, J. M. *Suicídio e sua prevenção*. São Paulo: Editora Unesp, 2012.

BOTEGA, N. J. *Crise suicida*: avaliação e manejo. Porto Alegre: Artmed, 2015.

BOTEGA, N. J. *et al.* Prevenção do comportamento suicida. *Psico*, v. 37, n. 3, p. 213-20, 2006.

BOWLBY, J. Perda: *tristeza e depressão.* Tradução de Waltensir Dutra. São Paulo: Martins Fontes, 2004. (Trilogia Apego e Perda, 3).

BRASIL. Ministério da Mulher, da Família e dos Direitos Humanos. *O Suicídio e automutilação tratados sob a perspectiva da família e do sentido da vida.* Brasília: Ministério da Mulher, da Família e dos Direitos Humanos, 2019a.

BRASIL. Ministério da Saúde. Portaria nº 1.876, de 14 de agosto de 2006. Institui Diretrizes Nacionais para Prevenção do Suicídio, a ser implantadas em todas as unidades federadas, respeitadas as competências das três esferas de gestão. Brasília, DF: Ministério da Saúde, ago. 2006. Disponível em: http://bvsms.saude.gov.br/bvs/saudelegis/gm/2006/prt1876_14_08_2006.html. Acesso em: 13 abr. 2019.

BRASIL. Senado Federal. *Hospitais e escolas devem notificar casos de suicídio e automutilação*. Senado Notícias, 3 abr. 2019b. Disponível em: https://www12.senado.leg.br/noticias/audios/2019/04/hospitais-e-escolas-devem-notificar-casos-de-suicidio-e-automutilacao. Acesso em: 13 abr. 2019.

BROWN, B. *A coragem de ser imperfeito*: como aceitar a própria vulnerabilidade, vencer a vergonha e ousar ser quem você é. Rio de Janeiro: Sextante, 2016.

CARSON J SPENCER FOUNDATION; CRISIS CARE NETWORK; NATIONAL ACTION ALLIANCE FOR SUICIDE PREVENTION AND AMERICAN ASSOCIATION OF SUICIDOLOGY. *A Manager's Guide to Suicide Postvention in the Workplace*: 10 action steps for dealing with the aftermath of a suicide. Denver, CO: Carson J Spencer Foundation, 2013.

CASSORLA, R. M. S. Reflexões sobre a psicanálise e a morte. *In*: Kovács, M. J. (org.). *Morte e desenvolvimento humano.* São Paulo: Casa do Psicólogo, 1992. p. 91-112.

CASSORLA, R. M. S. *Suicídio*: fatores inconscientes e aspectos socioculturais: uma introdução. São Paulo: Blucher, 2017.

CAVALIERI, E. O suicídio na abordagem fenomenológica. *In*: CAMPOS, I. F. (org.). *Vidas interrompidas.* Vitória: DIO, 2009. p. 178-185.

CHILES, J. A.; STROSAHL, K. D. *Clinical Manual for Assessment and Treatment of Suicidal Patients*. Washington: American Psychiatric Association, 2004.

CLARK, S. Bereavement after suicide: how far have we come and where do we go from here? *Crisis, v. 22, n.* 3, p. 102-8, 2001.

CLARK, S. *Depois do suicídio*: apoio às pessoas em luto. Tradução de Marcello Borges. São Paulo: Gaia, 2013.

COMO FORMAR grupos de apoio para enlutados sobreviventes pelos suicídios? [S. l.: s. n.], 2018. 1 vídeo (4min11s). Publicado pelo canal Karina Okajima Fukumitsu. Disponível em: https://www.youtube.com/watch?v=Pe2h9aLKHwM. Acesso em: 3 maio 2019.

CORTELLA, M. S. *Não se desespere!*: provocações filosóficas. Petrópolis, RJ: Vozes, 2016.

CUIDAR. *In*: DICIONÁRIO da língua portuguesa. Lisboa: Priberam Informática, 2008-2013. Disponível em: https://dicionario.priberam.org/cuidar. Acesso em: 13 abr. 2019.

DRESHMAN, J. L.; CRABB, C. I.; TARASEVICH, S. *Caring in times of crisis*: a crisis management/postvention manual for administrators, students assistance teams and other school personnel. Chapin, SC: YouthLight, 2001.

EFEITO. *In*: DICIONÁRIO da língua portuguesa. Lisboa: Priberam Informática, 2008-2013. Disponível em: https://dicionario.priberam.org/efeito. Acesso em: 24 abr. 2019.

EQUILÍBRIO. *In*: DICIONÁRIO da língua portuguesa. Lisboa: Priberam Informática, 2008-2013. Disponível em: https://dicionario.priberam.org/equil%C3%ADbrio. Acesso em: 24 abr. 2019.

FERREIRA, E. A. *Minha mãe se matou sem dizer adeus*. Rio de Janeiro: Record, 2014.

FERREIRA JÚNIOR, A. O comportamento suicida no Brasil e no mundo. *Revista Brasileira de Psicologia*, Salvador, v. 2, n. 1, 2015.

FINE, C. *Sem tempo de dizer adeus*: como sobreviver ao suicídio de uma pessoa querida. Tradução de Fernando Santos. São Paulo: WMF Martins Fontes, 2018.

FISHER, R. *O cavaleiro preso na armadura*: uma fábula para quem busca a trilha da verdade. Rio de Janeiro: Record, 2011.

FLEXHAUG, M.; YAZGANOGLU, E. *Alberta takes action on suicide*: best and promising practices in suicide bereavement support services: a review of the literature. Victoria, BC: Alberta Health Services, 2008.

FOX, J. Z.; ROLDAN, M. *Voices of strength*: sons and daughters of suicide speak out. Far Hills, NJ: New Horizon, 2009.

FRANCO, M. H. P. *Estudos avançados sobre o luto*. Campinas: Livro Pleno, 2002.

FRANCO, M. H. P. (org.). *Formação e rompimento de vínculos*: o dilema das perdas na atualidade. São Paulo: Summus Editorial, 2010.

FRANCO, M. H. P.; POLIDO, K. K. *Atendimento psicoterapêutico no luto*. São Paulo: Zagodoni, 2014.

FREIRE, M. C. B. *O som do silêncio*: isolamento e sociabilidade no trabalho de luto. Natal, RN: EDUFRN, 2006.

FUKUMITSU, K. O. A busca de sentido no processo de luto: escuta Zé Alguém. *Revista de Gestalt*, v. 19, 2014.

FUKUMITSU, K. O. *A vida não é do jeito que a gente quer.* São Paulo: Digital Publish e Print, 2016.

FUKUMITSU, K. O. Facetas da autodestruição: suicídio, adoecimento autoimune e automutilação. *In*: FRAZÃO, L. M.; FUKUMITSU, K. O. (org.). *Quadros clínicos disfuncionais e Gestalt-terapia*. São Paulo: Summus, 2017.

FUKUMITSU, K. O. Morte e processo de luto: lições para o recomeço da vida. *In*: ODDONE, H. R. B.; FUKUMITSU, K. O. (org.). *Morte, suicídio e luto*: estudos gestálticos. Campinas: Livro Pleno, 2008.

FUKUMITSU, K. O. Perdas no desenvolvimento humano: um estudo fenomenológico. São Paulo: Digital Publish e Print, 2012a.

FUKUMITSU, K. O. Suicídio: do desalojamento do ser ao desertor de si mesmo. *Revista USP*, São Paulo, n. 119, p. 103-14, out./nov./dez., 2018b. Disponível em: https://www.revistas.usp.br/revusp/issue/view/10869/1485. Acesso em: 13 abr. 2019.

FUKUMITSU, K. O. *Suicídio e Gestalt-terapia*. São Paulo: Digital Publish & Print, 2012b.

FUKUMITSU, K. O. *Suicídio e luto*: histórias de filhos sobreviventes. São Paulo: Digital Publish e Print, 2013.

FUKUMITSU, K. O. Xiquexique nasce em telhado: reflexões sobre diferença, indiferença e indignação. *In*: *Revista de Gestalt*, v. 17, São Paulo, p. 69-71, 2012c.

FUKUMITSU, K. O. (org.). *Vida, morte e luto*: atualidades brasileiras. São Paulo: Summus, 2018a.

FUKUMITSU, K. O.; KOVÁCS, M. J. Especificidades sobre processo de luto frente ao suicídio. *Psico*, Porto Alegre, v. 47, n. 1, p. 3-12, 2016.

FUKUMITSU, K. O.; KOVÁCS, M. J. O luto por suicídios: uma tarefa da posvenção. *Revista Brasileira de Psicologia*, Salvador, v. 2, n. 2, p. 41-7, jul./dec. 2015.

GOLDMAN, L. *Breaking the silence*: a guide to help children with complicated grief – suicide, homicide, AIDS, violence, and abuse. 2nd. ed. New York: Routledge, 2001.

HABILITAR. *In*: DICIONÁRIO da língua portuguesa. Lisboa: Priberam Informática, 2008-2013. Disponível em: https://dicionario.priberam.org/habilitar. Acesso em: 13 abr. 2019.

HIGHER EDUCATION MENTAL HEALTH ALLIANCE. *Postvention*: a guide for response to suicide on college campuses. Washington, DC: HEMHA, 2014.

JAMISON, K. R. *Quando a noite cai*: entendendo a depressão e o suicídio. 2. ed. Rio de Janeiro: Gryphus, 2010.

JORDAN, J. R. Is suicide bereavement different? A reassessment of the literature. *Suicide and Life-Threatening Behavior*, v. 31, n. 1, p. 91-103, 2001.

JORDAN, J. R.; MCINTOSH, J. L. *Grief after suicide*: understanding the consequences and caring for the survivors. New York: Routledge Taylor & Francis Group, 2011.

KOVÁCS, M. J. *Aulas ministradas em 2015 na Disciplina PSA3512 - Psicologia da Morte*. Instituto de Psicologia - Departamento de Psicologia Escolar e do Desenvolvimento Humano, 2015.

KOVÁCS, M. J. *Educação para a morte*: temas e reflexões. São Paulo: Casa do Psicólogo, 2003.

KOVÁCS, M. J. Perdas e o processo de luto. *In*: INCONTRI, D.; SANTOS, F. S. (org.). *A arte de morrer*: visões plurais. São Paulo: Comenius, 2007. p. 217-238.

KOVÁCS, M. J. Suicídio e os profissionais – desafios e dilemas. *Jornal da USP*, 26 set. 2018. Disponível em: https://jornal.usp.br/artigos/suicidio-e-os-profissionais-desafios-e-dilemas/. Acesso em: 17 out. 2019.

KOVÁCS, M. J. (coord.). *Morte e desenvolvimento humano*. São Paulo: Casa do Psicólogo, 1992.

KRÜGER, L. L.; WERLANG, B. S. G. *A dinâmica familiar no contexto da crise suicida*. *Psico-USF*, v. 15, n. 1, p. 59-70, jan./abr. 2010. Disponível em: http://www.scielo.br/pdf/pusf/v15n1/07.pdf. Acesso em: 29 abr. 2019.

KÜBLER-ROSS, E. *O túnel e a luz*: reflexões essenciais sobre a vida e a morte. Campinas: Verus, 2003.

MATUOKA, I. Qual o papel das escolas na prevenção do suicídio? *Centro de Referências em Educação Integral*, 26 set. 2017. Disponível em: https://educacaointegral.org.br/reportagens/qual-o-papel-das-escolas-na-prevencao-do-suicidio/. Acesso em: 27 fev. 2019.

MITOS e pensamentos prejudiciais na prevenção ao suicídio. [S. l.: s. n.], 2018. 1 vídeo (3min22s). Publicado pelo canal Karina Okajima Fukumitsu. Disponível em: https://www.youtube.com/watch?v=UeWvh6RZCVc. Acesso em: 3 maio 2019.

NAÇÕES UNIDAS BRASIL. *OMS*: suicídio é responsável por uma morte a cada 40 segundos no mundo. 12 set. 2016. Disponível em: https://nacoesunidas.org/oms-suicidio-e-responsavel-por-uma-morte-a-cada-40-segundos-no-mundo/. Acesso em: 31 maio 2019.

NISKIER, C. *A Alma Imoral*. [Peça adaptada da obra homônima de Nilton Bonder]. São Paulo: Teatro Eva Herz, 2014.

O QUE FAZER em relação à pessoa que apresenta o comportamento suicida? [S. l.: s. n.], 2018a. 1 vídeo (3min32s). Publicado pelo canal Karina Okajima Fukumitsu. Disponível em: https://www.youtube.com/watch?v=9LooSGaJSAQ. Acesso em: 3 maio 2019.

O QUE FAZER quando há uma tentativa de suicídio? [S. l.: s. n.], 2018b. 1 vídeo (2min46s). Publicado pelo canal Karina Okajima Fukumitsu. Disponível em: https://www.youtube.com/watch?v=lc7X6_JUYLY. Acesso em: 3 maio 2019.

ORGANIZAÇÃO MUNDIAL DA SAÚDE (OMS). Departamento de Saúde Mental. Prevenção do suicídio: um manual para profissionais da saúde em atenção primária. Genebra: OMS, 2000b. Disponível em: https://www.who.int/mental_health/prevention/suicide/en/suicideprev_phc_port.pdf. Acesso em: 3 maio 2019.

PARKES, C. M. *Amor e perda*: as raízes do luto e suas complicações. São Paulo: Summus Editorial, 2009.

PARKES, C. M. *Luto*: estudos sobre a perda na vida adulta. Tradução de Maria Helena Franco Bromberg. São Paulo: Summus, 1998.

PERLS, F. S. *A abordagem gestáltica e testemunha ocular da terapia*. 2. ed. Rio de Janeiro: LTC, 1988.

PERLS, F. S. *Gestalt-terapia explicada*. São Paulo: Summus, 1977.

PERLS, F.; HEFFERLINE, R.; GOODMAN, P. *Gestalt-terapia*. São Paulo: Summus, 1997.

PRADO, C.; OLIVEIRA, M. 8 frases que você não deveria dizer a alguém com depressão. *BOL Notícias*, São Paulo, 20 ago. 2017. Disponível em: https://noticias.bol.uol.com.br/ultimas-noticias/entretenimento/2017/08/20/8-frases-que-voce-nao-deveria-dizer-a-alguem-com-depressao.htm. Acesso em: 3 maio 2019.

PREVENÇÃO. *In*: DICIONÁRIO da língua portuguesa. Lisboa: Priberam Informática, 2008-2013. Disponível em: https://dicionario.priberam.org/preven%C3%A7%C3%A3o. Acesso em: 24 abr. 2019.

QUEM MATA quem quando o suicídio acontece? [S. l.: s. n.], 2018. 1 vídeo (3min21s). Publicado pelo canal Karina Okajima Fukumitsu. Disponível em: https://www.youtube.com/watch?v=I5lRi5mtgnA. Acesso em: 3 maio 2019.

RESENDE, T. DE F.; SILVA, G. F. DA. A relação família-escola na legislação educacional brasileira (1988-2014). *Ensaio*: avaliação e políticas públicas em educação, Rio de Janeiro, v. 24, n. 90, p. 30-58, jan./mar. 2016.

RESMINI, Ê. Tentativa de suicídio: um prisma para compreensão da adolescência. Rio de Janeiro: Revinter, 2004.

SHNEIDMAN, E. S. *Comprehending suicide*: landmarks in 20th century suicidology. Washington: American Psychological Association, 2001.

SHNEIDMAN, E. S. *Deaths of man*. New York: Quadrangle, 1973.

SHNEIDMAN, E. S. *Definition of suicide*. Michigan: John Wiley & Sons, 1985.

SHNEIDMAN, E. S. *Suicide as psychache*: a clinical approach to self-destructive behavior. Lanham: Jason Aronson, 1993.

SHNEIDMAN, E. S. *The suicidal mind*. Oxford: Oxford University Press, 1996.

SMITH, T. *The unique grief of suicide: questions and hope*. Bloomington: iUniverse, 2013.

SOUSA, S. L. DE. Sobrecarga de estímulos e sede de sucesso minam a condição humana, diz psiquiatra: Lincoln Almeida reflete sobre o panorama da saúde mental e os crescentes casos de doenças autoimunes. *(En)Cena*, Palmas (TO), 12 abr. 2019. Disponível em: https://encenasaudemental.com/post-destaque/sobrecarga-de-estimulos-e-sede-de-sucesso-mina-a-condicao-humana-diz-psiquiatra/. Acesso em: 24 abr. 2019.

STILLION, J. M. *Survivors of suicide. In*: DOKA, K. J. (ed.). *Living with grief after sudden loss*: suicide, homicide, accident, heart attack, stroke. New York: Taylor & Francis, 1996.

STROEBE, M. S.; SCHUT, H. The dual process model of coping with bereavement: rationale and description. *Death Studies*, v. 23, n. 3, p. 197-24, 1999.

WORDEN, J. W. Terapia do luto: um manual para o profissional de saúde mental. Tradução de Max Brener e Maria Rita Hofmeister. 2. ed. Porto Alegre: Artes Médicas, 1998.

Sobre a autora

Karina Okajima Fukumitsu (CRP 06/43624)

Psicóloga, Gestalt-terapeuta e psicopedagoga. Pós-doutorado e doutorado em Psicologia pelo Instituto de Psicologia (USP). Mestre em Psicologia Clínica pela Michigan School of Professional Psychology (EUA).

Coordenadora do curso de pós-graduação em Suicidologia: Prevenção e Posvenção, Processos Autodestrutivos e Luto, da Universidade Municipal de São Caetano do Sul (USCS). Coordenadora do Programa RAISE: Ressignificações e Acolhimento Integrativo do Sofrimento Existencial. Coordenadora, em parceria, do curso de pós-graduação em Gestalt-Terapia: Abordagem Clínica e Institucional, da Universidade Cruzeiro do Sul (Unicsul) Membro efetivo do Departamento de Gestalt-terapia do Instituto Sedes Sapientiae.

Pesquisadora com ênfase nos estudos sobre processos autodestrutivos, prevenção ao suicídio, posvenção e acolhimento da vida. Administradora, no Facebook, do grupo "Suicídio: Prevenção e Posvenção no Brasil" e das páginas "Enlutamento pelo suicídio no Brasil" e "Suicídio: Prevenção e Posvenção no Brasil".

Autora dos livros *Suicide and bereavement* (Editora Lobo); *Sobreviventes enlutados por suicídio: cuidados e intervenções* (Summus Editorial); *A vida não é do jeito que a gente quer*; *Suicídio e luto: histórias de filhos sobreviventes*;

Suicídio e Gestalt-terapia; e *Perdas no desenvolvimento humano: um estudo fenomenológico* (todos pela Digital Publish & Print); e coautora da *Coleção Adolescer sem adoecer: conversas entre uma psicóloga e um padre* – volume 1 (Editora Loyola).

Organizadora do livro *Vida, morte e luto: atualidades brasileiras* (Summus Editorial). Organizadora, em parceria, da *Coleção Gestalt-terapia: fundamentos e práticas* (Summus Editorial) e do livro *Encontros inesquecíveis: relatos de cuidado e ética* (Alínea). Coeditora da *Revista de Gestalt* do Departamento de Gestalt-Terapia do Instituto Sedes Sapientiae.

Sobre o Livro
Formato: 14 x 21 cm
Mancha: 9,6 x 15,9 cm
Papel: Offset 90g
nº páginas: 152
1ª edição: 2019

Equipe de Realização
Assistência editorial
Liris Tribuzzi

Edição de texto
Gerson Silva (Supervisão de revisão)
Fernanda Fonseca (Preparação do original e copidesque)
Gerson Silva (Revisão)

Editoração eletrônica
Évelin Kovaliauskas Custódia (Projeto gráfico e diagramação)
Cybele Sakai (Ilustração de capa)

Impressão
Lis Gráfica